Margot Hellmiß
Falk Scheithauer

Heilfasten nach F. X. Mayr

Mit der Fasten- und der Milch-Semmel-Kur erfolgreich entschlacken, neue Kräfte tanken und viele Beschwerden lindern

südwest

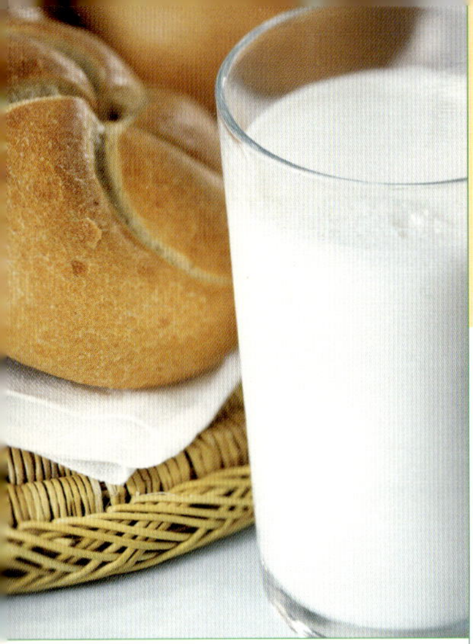

Inhalt

Mit der Milch-Semmel-Kur von F. X. Mayr kann jeder das richtige Kauen üben.

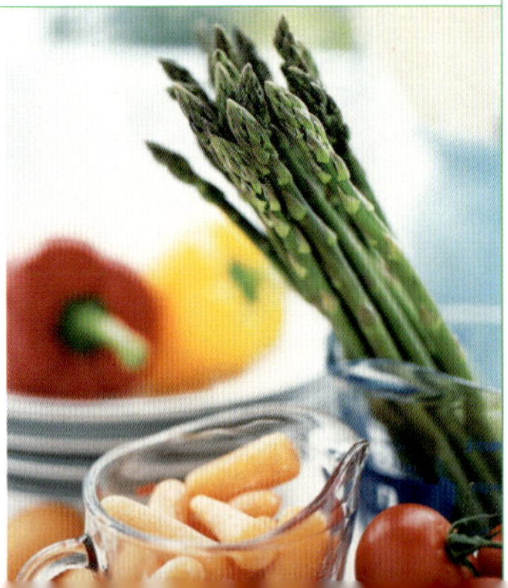

Gesund essen – auch nach der Kur. Gemüse am besten dünsten. Das ist magenfreundlich, und die Vitamine bleiben erhalten.

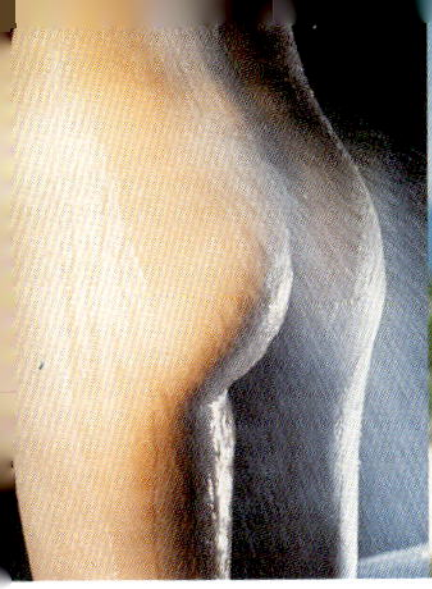

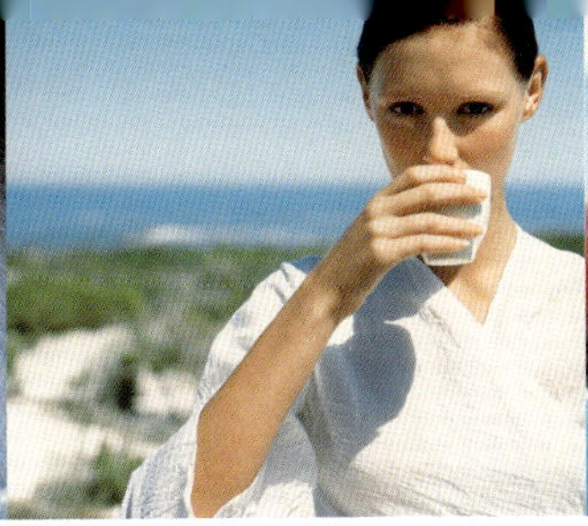

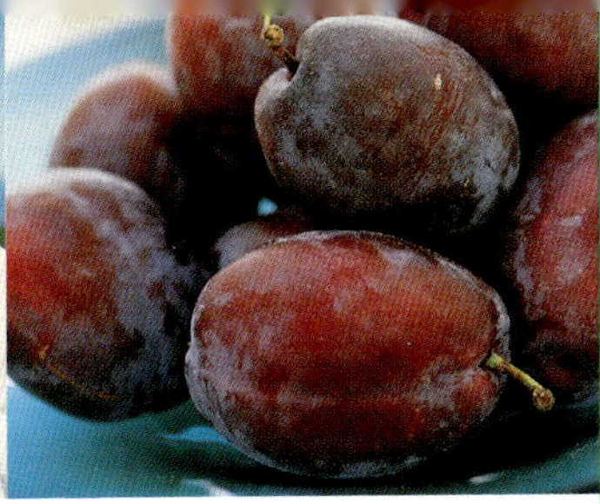

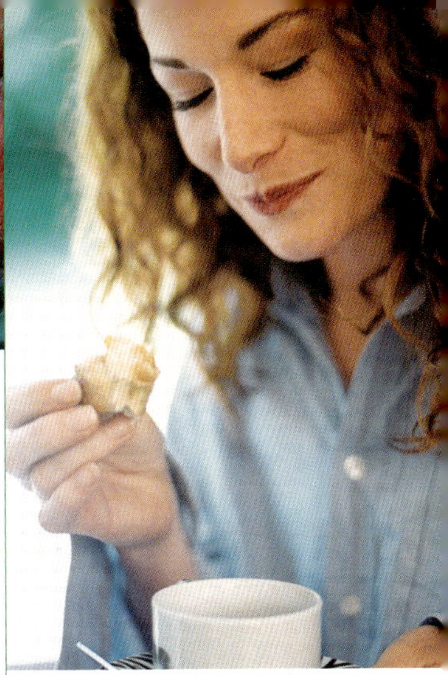

Durch richtiges Essen, viel Flüssigkeit und wohltuende Massagen und Bäder wird Ihr Körper wieder kerngesund!

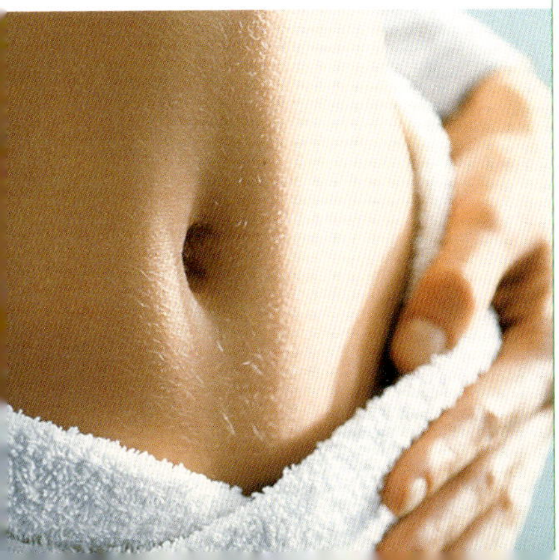

Die Form des Bauchs verrät viel über unsere Verdauungsgesundheit.

Eine Runderneuerung – die Mayr-Kur

Eine Mayr-Kur umfasst ein ganzes Bündel von Maßnahmen. Sie ist ein medizinisches Gesamtkonzept, das auf mehr oder weniger intensivem Fasten, einer Darmsanierung und einer bestimmten, einzustudierenden Ess- und Ernährungsweise basiert. Ziel dieser Maßnahmen ist die Verbesserung der Verdauungsgesundheit, von der »in erster Linie unser Gedeihen abhängt«, wie Franz Xaver Mayr wusste.

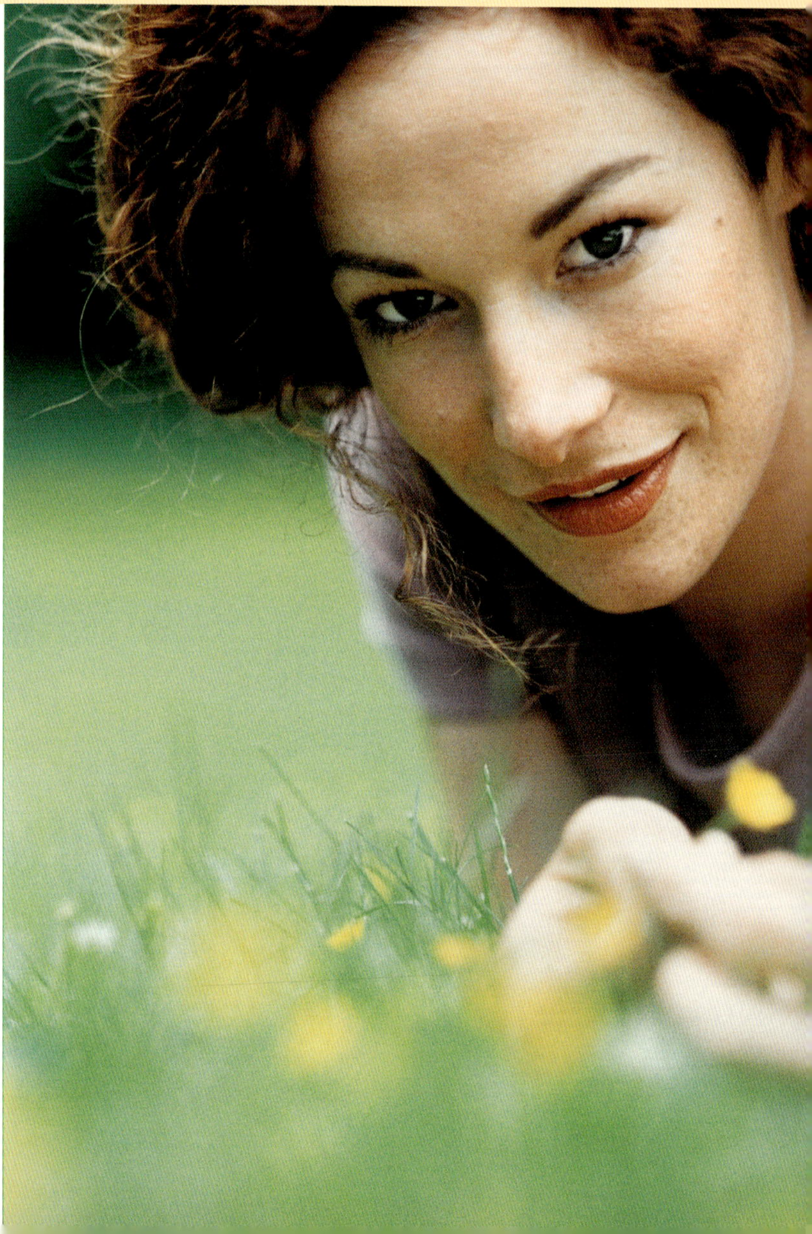

»Mayrn« Sie sich fit

Die nach dem österreichischen Mediziner Dr. Franz Xaver Mayr benannte Mayr-Kur ist vielen als Milch-Semmel-Diät geläufig. Diese Bezeichnung ist insofern treffend, als Milch und Semmeln eine wichtige Rolle beim »Mayrn« spielen. Es wäre jedoch falsch, sich unter der Mayr-Kur lediglich eine spezielle Art von Diät vorzustellen. Die berühmten »Kursemmeln« sollen beispielsweise einem bestimmten Kautraining dienen und gehören nicht in die Reihe üblicher Diätempfehlungen.

Eine Mayr-Kur ist vor allem jenen Menschen zu empfehlen, die unter deutlich spürbaren Verdauungsstörungen und deren Folgeerscheinungen leiden. Damit ist sie nahezu jedem anzuraten. Denn nach F. X. Mayr sind die meisten von uns, was die Verdauung anbelangt, lediglich scheingesund, auch wenn wir uns vollkommen fit und kräftig fühlen.

Wie andere Fastenkuren stellt auch eine Mayr-Kur eine Zeit der Selbstbegegnung und der Selbstfindung dar. Fasten kann ein Tor zu vertieften seelisch-geistigen Dimensionen aufstoßen und dem Leben neue Perspektiven eröffnen.

Was Ihnen die Kur bringt

Den größten Nutzen von einer Mayr-Kur haben diejenigen, die Erfahrungen und Einsichten aus der Kurzeit in den Alltag hinüberzuretten verstehen und vor allem auf Dauer eine gesündere bzw. verdauungsgesündere Ernährungsweise einnehmen. Dann kann die Mayr-Kur als Einstieg in ein neues, unbeschwerteres Leben gelten.

Die einzige Voraussetzung dafür ist, dass man so eine Kur wirklich machen will. Sei es für mehrere Wochen in einer Kurklinik oder, sozusagen in abgespeckter Form, zu Hause in eigener Regie, worüber dieser Ratgeber mit vielen praktischen Tipps ausführlich unterrichtet. Wer sich nach F. X. Mayrs Methoden eine Rundumerneuerung für Körper, Geist und Seele gönnt, wird sich wie neu geboren fühlen. Richtig durchgeführt, sorgt die Kur für eine umfassende Entschlackung und Entgiftung des

Mit Entspannungsübungen wie autogenem Training können Sie die F. X.-Mayr-Kur hervorragend ergänzen. Auch dadurch werden Sie befähigt, bewusster mit Ihrem Körper umzugehen.

Organismus, für bessere Blutfett-, Cholesterin-, Harnsäure-, Zucker- und Leberwerte, geringeres Gewicht, schönere Haut und eine verbesserte Haltung.

Beugt Wohlstandskrankheiten vor

Heute sind es vor allem ernährungsbedingte oder so genannte Zivilisationskrankheiten, die uns neben Magen-Darm-Problemen zu schaffen machen, wie Bluthochdruck, Arterienverkalkung, Gelenkentzündungen, Zuckerkrankheit, Übergewicht, Gicht, Rheumatismus, Schlafstörungen oder Allergien. Auch bei diesen Leiden kann eine Mayr-Kur erstaunliche Besserung herbeiführen. Und selbst, wenn man sich gesund fühlt, kann die Mayr-Kur nützen. »Jeder Mensch kann immer besser werden«, lautete F. X. Mayrs Wahlspruch.

Bewegung ist ebenso notwendig für eine gesunde Körpermitte wie eine vernünftige Ernährung.

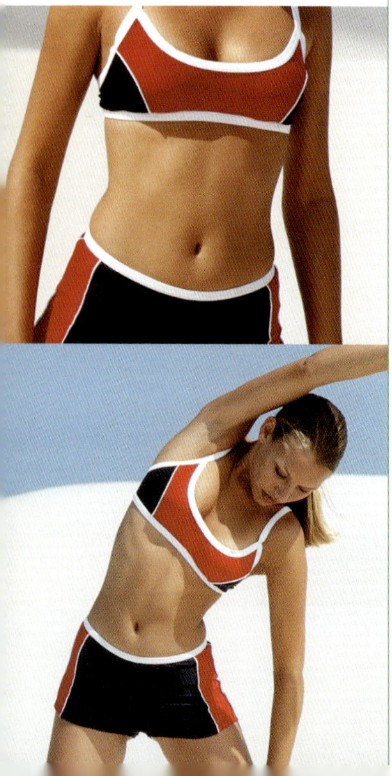

Abnehmen ohne zu hungern

Ohne zu hungern, kann man mit Hilfe einer Mayr-Kur eine durchschnittliche Gewichtsabnahme von 200 bis 400 Gramm pro Tag verzeichnen, je nach Geschlecht und Ausgangsgewicht. Männer nehmen normalerweise leichter ab als Frauen und Beleibtere mehr als Schlanke. Doch das Abnehmen steht bei dieser Kur nicht im Vordergrund.
Die Mayr-Kur stellt eine Generalüberholung für den gesamten Organismus dar. Sämtliche Laborwerte werden sich normalisieren. Vergleichen Sie sie jeweils zu Beginn und nach Abschluss der Kur. Das ermuntert dazu, die Fastentage im nächsten Jahr zu wiederholen.

Der Weg zu gesünderen Essgewohnheiten

Nach der Kur fühlen Sie sich leichter und sind auch feinfühliger. Denn überflüssiger, krank machender Ballast wurde abgestoßen. Kondition und Immunkräfte sind entschieden verbessert. Sie fühlen sich gesünder und leistungsfähiger denn je. Sie haben

gelernt, wieder auf das Körpersignal »satt« zu achten. Ihr Sättigungsreflex funktioniert wieder richtig. Sie haben ein Gespür dafür, welche Speisen Ihnen gut tun und welche Sie besser meiden sollten. Sie haben nach der Fastenkur auch die Kraft, einmal Nein zu sagen, wenn Fettes oder Süßes Sie locken sollte.
Sie haben zu einem vernünftigem Essrhythmus gefunden. Sie verkneifen sich Naschereien und haben gelernt, große Nahrungsmengen durch hochwertige Nahrung zu ersetzen. Sie können nun richtig kauen, was eine wichtige Voraussetzung für eine gesunde Verdauung ist. Und man sieht die Erfolge der Kur, die auch eine echte Schönheitskur ist.

»Es gibt kaum einen Menschen, der so gesund ist, dass er nicht durch zeitweiliges Ausschalten seiner üblichen Ernährung noch gesünder, leistungsfroher und lebensfähiger werden könnte.« F. X. Mayr

Die Ursprünge der Mayr-Medizin

Dr. med. Franz Xaver Mayr (1875–1965) war Arzt für Allgemeinmedizin, Forscher und Verfasser mehrerer Werke, die die fundamentale Bedeutung der Verdauung für die gesamte Gesundheit des Menschen zum Gegenstand haben.
Für F. X. Mayr ist der Mensch nicht nur das, was er isst. Vielmehr ist für ihn von entscheidender Bedeutung, wie der Mensch isst, und vor allem, auf welche Weise der Körper die Nahrung verstoffwechselt.

Schon vor 6000 Jahren wussten es die Ägypter: »Die meisten Menschen essen zu viel. Von einem Drittel, was sie essen, leben sie, von den anderen zwei Dritteln leben die Ärzte.«

Entscheidend – die Nahrungsverwertung

Mögen unsere Lebensmittel noch so gut sein, es hilft nichts, wenn unser Verdauungssystem ihre Nährstoffe nicht richtig aufnehmen und umsetzen kann. »Von der Güte der Verdauung der Nahrung hängt in erster Linie unser Gedeihen ab« ist der Kernsatz von F. X. Mayrs Lehre. Diese Erkenntnis war ihm Auftrag für ein ganzes Forscherleben. Von seiner Zeit als junger Medizinstudent bis hin zu seinem Tod im 91. Lebensjahr war er unermüdlich darum bemüht, die Auswirkungen einer mangelhaften Verdauungsleistung auf den übrigen Organismus zu klären.

Zudem entwickelte er eigene Diagnosetechniken und wirkungsvolle Therapien zur Wiederherstellung einer gesunden Verdauung und damit eines gesunden Menschen. So wurde er zum Schöpfer eines medizinischen Gesamtkonzepts, das als Mayr-Medizin bekannt ist.

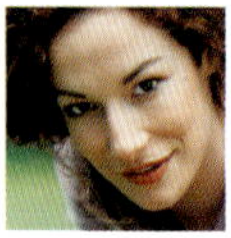

Info

Auch hoch wirksame Vitamin- und Mineralstoffpräparate, wie sie heutzutage im Handel erhältlich sind, erweisen sich weitgehend als nutzlos, wenn sie infolge von Störungen im Darmgeschehen nicht ausreichend resorbiert werden.

Die Wurzeln des Menschen

F. X. Mayr verglich unseren Verdauungsapparat gerne mit den Wurzeln eines Baums. So wie ein Baum mit seinen weit verzweigten Wurzeln Wasser und Nährstoffe aus dem Boden zieht, so nehmen wir mit den Zotten der Darmschleimhaut Nährstoffe aus dem Darminhalt auf. Ist dieser Vorgang gestört, »so treten im Darminhalt Veränderungen ein, die ganz ähnlich einer Bodenversumpfung sind, insofern sich Sumpfgase, Gifte und dergleichen entwickeln«.
Die Auswirkungen einer solchen »Bodenversumpfung« sind bei Mensch und Pflanze recht ähnlich und von F. X. Mayr mit den drastischen Worten beschrieben: »Der vorher noch üppige Baum bekommt ein immer mehr kränkelndes, sieches, verkommenes Aussehen, er erscheint vorzeitig gealtert, und er wird morsch und hinfällig.«

Die Schon- und Säuberungsdiät

Zur Zeit seines Wirkens als Kurarzt (in St. Radegund und Karlsbad) wurde F. X. Mayr von vielen Kurgästen wegen Verstopfungen, Blähungen, Durchfall, Leibdrücken und ähnlichen Problemen konsultiert. Mehr noch aber kamen mit undefinierbaren Beschwerden wie Hautproblemen, Kopfschmerzen, Migräne, Stoffwechselstörungen, Gelenkschmerzen oder rheumatischen Erscheinungen.
Mayrs Behandlungsmethoden waren anfangs recht ungewöhnlich. Er verordnete nämlich jedem Kurpatienten, egal unter welchen Beschwerden dieser momentan litt, erst einmal Folgendes:

morgens und abends Weißbrot und Milch, mittags ein wenig Fleisch mit Reis oder Kartoffeln; alles andere, etwa Süßigkeiten, Fett oder Gewürze, waren tabu.

Im Lauf der Zeit entwickelte Mayr seine Schonkost zu einer äußerst wirksamen Fastenkur mit Tee, Milch und Semmeln weiter. Darmsanierungsmaßnahmen und Darmmassagen traten ergänzend hinzu.

Als Militärarzt erste Erfahrungen

Diese unorthodoxe Therapieform ging eigentlich auf den Ersten Weltkrieg zurück. In jenen kargen Zeiten war außer Weißbrot, Milch und Haferschleim oft nichts anderes verfügbar. Als junger Militärarzt hatte Mayr beobachtet, wie rasch und intensiv solch reduzierte Kost bei Verdauungsproblemen, aber auch bei anderen Leiden zu helfen vermochte und schloss daraus, dass vielen unklaren Beschwerden eigentlich eine ungenügende Verdauung zugrunde liege. Die Idee zu seiner Behandlungsweise war damit geboren.

Der verdauungsgesunde Mensch

In seinen ersten Jahren als praktizierender Arzt stellte Mayr fest, dass exakte Beschreibungen eines gesunden Verdauungsapparats in der medizinischen Wissenschaft von damals schlichtweg fehlten. Abweichungen von der Norm, als die man Erkrankungen auch definieren kann, waren demnach nicht richtig einzuordnen.

Der Verdauungsapparat gleicht den Wurzeln eines Baums: Beide entziehen ihrer Umgebung Nährstoffe. Ist diese Umgebung mit Giften und Gasen versetzt, so hat dies ganz eindeutig negative Auswirkungen.

Im Verlauf seiner Behandlungen zeichnete Mayr sämtliche Veränderungen auf, die sich an den Patienten vollzogen, vor allem was die Größe, Form, Härte und Druckempfindlichkeit des Bauchs betraf, aber auch Veränderungen in der Form des Brustkorbs, der Haltung, der Hautbeschaffenheit u. v. m. Aus der Fülle der Daten entwickelte er schließlich das ideale Erscheinungsbild vom »verdauungsgesunden« Menschen und gab damit der Medizin einen Vergleichsmaßstab an die Hand, mit dem schon im Vorfeld genauerer Untersuchungen, sozusagen per Augenschein, Fehlleistungen im Verdauungssystem rascher erkannt werden konnten.

Ist die Verdauung gesund, hat dies sichtbare und spürbare Auswirkungen auf das Wohlbefinden und die Ausstrahlung eines Menschen.

Was F. X. Mayr erkannte

- Alle verdauungsgesunden Erwachsenen, egal wie groß sie sind, haben in etwa gleich große Bäuche.
- Das Gefühl, im Magen-Darm-Bereich ohne Beschwerden zu sein, ja selbst »Kieselsteine« vertragen zu können, sagt nichts über den wirklichen Zustand des Verdauungsapparats aus.
- Die Güte der Verdauung beeinflusst nicht nur den Bauchraum, sondern auch die Haltung der Wirbelsäule, die Länge des Halses, die Größe und Form des Brustkorbs, die Atmung, die Tauglichkeit der Gelenke, den Zustand der Haut, die Faltenbildung, die Lage und Form der weiblichen Brüste, die Beschaffenheit der Haare und Nägel, das Ausmaß der Zahnsteinbildung, die psychische Befindlichkeit u. v. m.

Verdauungsprobleme werden sichtbar

Nach Mayrs Erkenntnissen können z. B. hochstehende Schultern darauf hindeuten, dass mit der Verdauung etwas nicht in Ordnung ist. Bei gesunden Menschen fallen die Schultern nach außen hin leicht ab. Bei einer Reihe von Verdauungsstörungen kommt es aber zu einem erhöhten Druck im Bauchraum. Die Folge: Der Brustraum kann sich beim Einatmen nicht nach unten hin erweitern. F. X. Mayr schrieb dazu: »Die Schultern und der Brustraum nehmen auf diese Weise für dauernd eine Lage und Form an, wie sie sie im Moment tiefer Einatmung sonst nur vorübergehend haben.«

Der Verdauungsprozess beginnt schon im Mund, nämlich durch Enzyme aus dem Speichel. Kauen Sie lange und gründlich – und genießen Sie Ihre Mahlzeit in Ruhe.

Die moderne Variante

F. X. Mayr erhielt seine Anregungen aus den Naturheil- und Reformkostbewegungen des 19. Jahrhunderts, zu der so bekannte Namen wie Schroth oder Bircher-Benner gehören. Seit dieser Zeit gibt es die F. X. Mayr-Kur. Ihre heutige Form weist jedoch einige Modifizierungen auf, was dem gewachsenen Kenntnisstand in Medizin und Ernährungswissenschaft Rechnung trägt. Die moderne Mayr-Kur, wie sie von eigens geschulten Mayr-Ärzten empfohlen wird, ist ein anerkanntes Heilverfahren, das sich heute sowohl naturheilkundlicher als auch schulmedizinischer Hilfen bedient.

Nachfolger entwickelte milde Form

Mayr war zeitlebens bemüht, seine Erkenntnisse hinsichtlich Diagnose und Therapie von Verdauungskrankheiten einer wachsenden Zahl von Schülern zu übermitteln.
Sein berühmtester Schüler ist Dr. Erich Rauch. Er hat die Begriffswelt F. X. Mayrs aktualisiert sowie dessen medizinische Erkenntnisse in vielen Bereichen vertieft und erweitert. Er entwickelte eine milde Ableitungskur, auch »Mini-Mayr-Kur« genannt (siehe Seite 79ff.). Sie wird gerne von Berufstätigen durchgeführt, die nicht gleich eine durchgreifende Mayr-Kur machen möchten.

Die Mayr-Ärzte

Wer als Mayr-Arzt firmieren will, muss bestimmte Kriterien erfüllen. Er muss als Allgemeinmediziner zugelassen sein, eine Zusatzausbildung vorweisen und am eigenen Leib die Segnungen einer mehrwöchigen Mayr-Kur erfahren haben. Die »Internationale Gesellschaft der Mayr-Ärzte« organisiert die Ausbildung. Des Weiteren ist sie ständig bemüht, die Methoden F. X. Mayrs entsprechend neuester Forschungen weiterzuentwickeln. Sie erstellt auch eine aktuelle Liste mit Namen und Adressen aller praktizierenden Mayr-Mediziner sowie der Mayr-Kurkliniken, die in Maria Wörth-Dellach, dem Sitz der Gesellschaft, angefordert werden kann (Adresse siehe Seite 95). Im deutschsprachigen Raum gibt es derzeit etwa 400 Mayr-Ärzte.

Info

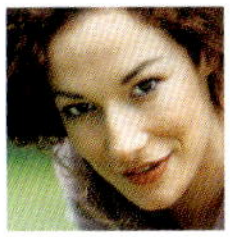

Strenges Vollfasten fällt nicht jedem leicht. Die Milch-Semmel-Kur von Franz Xaver Mayr hilft Ihnen, zu fasten ohne zu hungern. Sie steigert das Wohlbefinden, revitalisiert, verjüngt, verschönt und spendet neue Energien.

Falsche Kost nimmt der Darm übel

F. X. Mayrs Erkenntnis, dass die Ursache vieler Erkrankungen in einer falschen Ernährungsweise und einem geschädigten Verdauungsapparat liegt, hatte bereits in antiker Zeit einen berühmten Fürsprecher. Der griechische Heilkundige Hippokrates (der Namensgeber für den hippokratischen Eid in der modernen Medizin) formulierte schon vor 2500 Jahren: »Alles Übel wohnt im Darm«. Der »Vater aller Ärzte« konnte damals noch nicht ahnen, dass dies gerade für uns Menschen im 21. Jahrhundert hochaktuell sein würde.

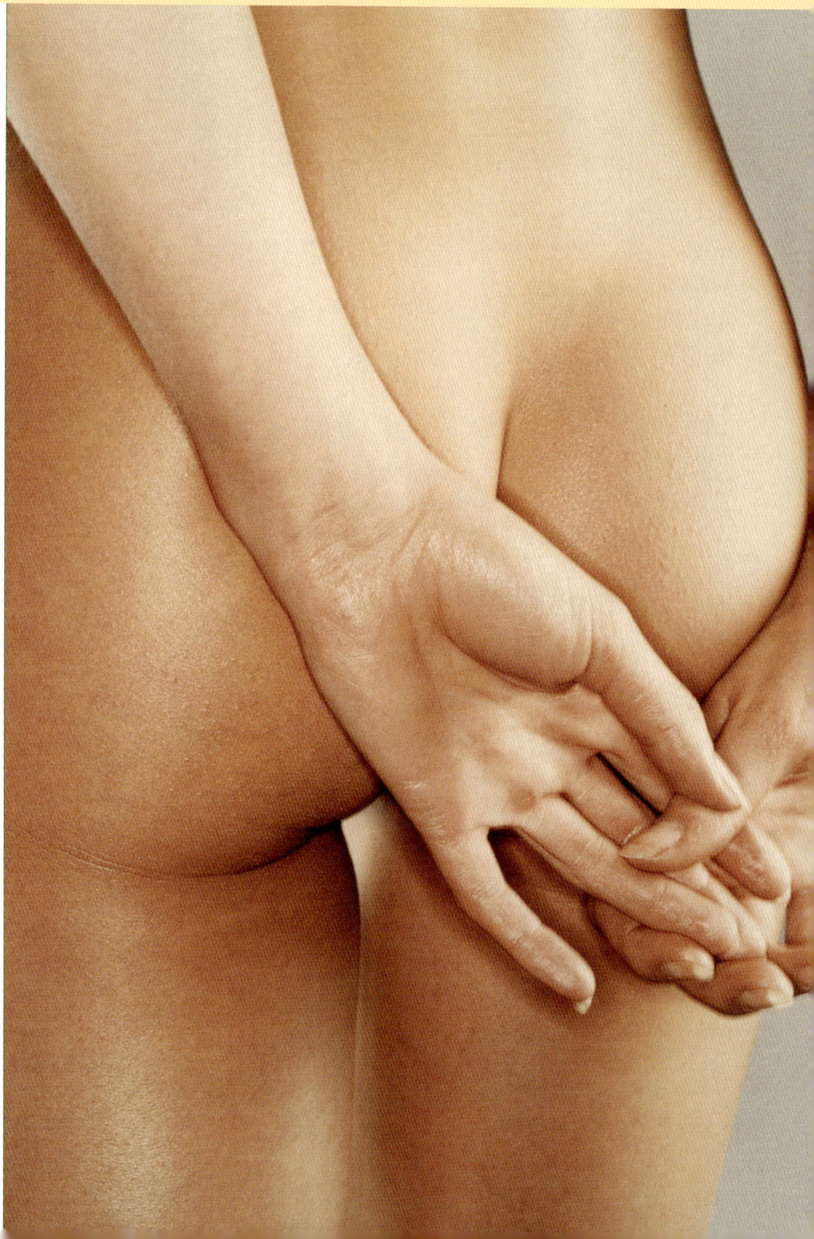

Ernährungsfehler und ihre schlimmen Folgen

Unser Verdauungssystem

Der Verdauungsapparat des Menschen besteht aus einem langen, schlauchartigen Kanal mit folgenden Abschnitten: Mund, Rachen, Speiseröhre, Magen, Dünndarm, Dickdarm und After. Bei einem Erwachsenen beträgt die Gesamtlänge des Verdauungsapparats etwa neun Meter. In ihm wird unsere Nahrung zerkleinert, chemisch umgewandelt und aufgesogen (resorbiert). Auf diese Weise versorgt sich der Körper mit Energie und den Stoffen, die für Zellwachstum und -regeneration nötig sind.

Verdauung geschieht im Körper nicht isoliert, sondern beeinflusst zahlreiche Organe und Körperfunktionen. »In der Tat gibt es kein Organ, das durch eine Darmträgheit nicht ungünstig beeinflusst wird«, schrieb F. X. Mayr.

Das Transportsystem – die Peristaltik

Die mechanische Aufarbeitung der Nahrung, ihre Zerkleinerung, Durchmischung und ihr Weitertransport wird von Muskeln bewerkstelligt, die längs des gesamten Verdauungsapparats angebracht sind. Die wellenförmigen Muskelbewegungen des Magen-Darm-Trakts (und anderer Hohlorgane) nennt man Peristaltik.

Chemische Aufspaltung durch Enzyme

Die chemische Aufbereitung der Nahrung wird von Drüsenflüssigkeiten übernommen. Sie stammen aus den Speicheldrüsen im Mund, den unzähligen Drüsen der Magen- und Darmschleimhaut, der Bauchspeicheldrüse, der Leber bzw. Gallenblase. In den Drüsenflüssigkeiten sind Enzyme enthalten. Diese kompliziert gebauten Eiweißstoffe zerlegen die Hauptbestandteile unserer Nahrung – Kohlenhydrate (Stärke, Zucker), Fette und Eiweiße – in ihre Bausteine und machen sie verwertbar.

Die Aufgaben der Enzyme

- Amylasen: spalten Stärke in Einfachzucker
- Lipasen: spalten Fette in Glyzerin und Fettsäuren
- Proteasen: spalten Eiweiß in Aminosäuren

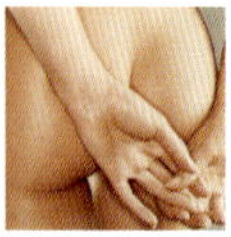

Info

Besonders in Großstädten sind wir täglich Unmengen von Giftstoffen ausgesetzt – nicht zuletzt über unsere Nahrung. Hinzu kommen Stoffwechselschlacken, mit denen der Organismus fertig werden muss.

Nützliche Bakterien

Wichtig für die Zersetzung der Nahrung sind auch Bakterien, einzellige Kleinstlebewesen, die vor allem im unteren Teil des Dünndarms und im gesamten Dickdarm siedeln. Man schätzt, dass jeder Mensch über 350 Billionen (!) solcher Darmbakterien verfügt. Sie sind an der Zerkleinerung von hartfaseriger Pflanzenkost (Zellulose), an der Produktion bestimmter Vitamine und an der Abwehr von anderen, schädlichen Bakterien beteiligt.

Ihre unvorstellbar große Zahl wird verständlich, wenn man sich vergegenwärtigt, dass ein Bakterium normalerweise nur ein tausendstel bis ein zehntausendstel Millimeter groß ist. Da aber allein die Oberfläche der Dünndarmschleimhaut mehrere hundert Quadratmeter beträgt, also fast die Ausmaße eines Sportplatzes hat, sind eben entsprechend viele Bakterien notwendig. Die Darmschleimhaut ist nicht glatt, sondern gefurcht und gefaltet, wodurch diese große Oberfläche entsteht.

Die »Kläranlage« – die Darmzotten

Die Falten oder Ausstülpungen der Darmschleimhaut werden auch Darmzotten genannt. Diese nehmen die Bausteine der zersetzten Nahrung auf und führen sie dem Blut oder dem Lymphsystem zu. Außerdem verfügen die Darmzotten über Drüsen, die eine wenig bekannte, aber außerordentlich wichtige Funktion ausüben. Sie scheiden Stoffwechselabfälle aus, die sich im Körper gebildet haben. Viele Körperzellen erneuern sich regelmäßig alle ein bis drei Wochen einmal. Die dabei entstehenden Abfallstoffe werden über die Lymphflüssigkeit und das Blut abtransportiert und im Anschluss daran von den Ausscheidungsorganen – Nieren, Lunge, Haut und vor allem dem Darm – aus dem Körper geschafft. Somit leistet der Darm einen unverzichtbaren Beitrag zur Entgiftung des gesamten Körpers und zur Blutreinigung.

Stationen der Verdauung

- Bereits im Mund beginnt die Verdauung. Dort wird die Nahrung zerkleinert und mit Speichel versetzt. Der Speichel beginnt, Stärke in ihre Bausteine, so genannte Einfachzucker, zu zerlegen.
- Der Speisebrei gelangt über die Speiseröhre in den Magen.
- Die Magenmuskulatur vermischt den Brei mit Magensaft. Darin sind Pepsin und Salzsäure enthalten, die anfangen, die Eiweißstoffe aufzuspalten.
- Je voller der Magen ist, desto schneller wird der Speisebrei über den Magenausgang, den Pförtner, in den Dünndarm weiter geleitet. Wie lange der Magen gefüllt ist, hängt darüber hinaus von der Art der Nahrung ab. Besonders fettreiche Kost kann über fünf Stunden im Magen »liegen«.
- Im Zwölffingerdarm, dem obersten Abschnitt des Dünndarms, wird der Speisebrei mit Enzymen aus der Bauchspeicheldrüse durchmischt. Sie zersetzen die Stärke vollständig in Einfachzucker sowie die Eiweißstoffe in Aminosäuren und Peptide. Gallensäure aus der Gallenblase hilft, Fette in Glyzerin und Fettsäuren zu zerlegen.
- Im Dünndarm saugen die Darmzotten die zersetzten Nahrungsbestandteile auf (Resorption). Stärke und Eiweiß gelangen ins Blut, die Fettsäuren ins Lymphsystem. Nach sechs bis zehn Stunden hat der Nahrungsbrei in der Regel den Dünndarm passiert.
- Das mit Nährstoffen angereicherte Blut gelangt in die Leber, wo die Nährstoffe weiter umgewandelt werden, z. B. die Aminosäuren in Eiweißstoffe des menschlichen Körpers. Außerdem neutralisiert die Leber einen Teil der Giftstoffe, die bei der Verdauung entstehen (Fäulnisgifte), bzw. diejenigen, die der Nahrung zugesetzt wurden (Alkohol, Umweltgifte).
- Die bisher unverdauten Nahrungsbestandteile wandern vom Dünndarm weiter in den Dickdarm. Hier vollenden vor allem Darmbakterien die Verdauungsarbeit. Außerdem wird dem Darminhalt im Dickdarm Wasser entzogen.
- Nach ungefähr 16 Stunden erreichen die unverdaulichen Nahrungsreste den absteigenden Dickdarm. Anschließend kommen sie in den Mastdarm, das Ende des Dickdarms, und werden 18 bis 24 Stunden nach der Nahrungsaufnahme ausgeschieden.

Der Flüssigkeitshaushalt

Im Verlauf eines eintägigen Verdauungszyklus werden der Nahrung folgende Flüssigkeitsmengen zugesetzt:

- Ein bis zwei Liter Mundspeichel
- Eineinhalb bis zwei Liter Magensaft
- Eineinhalb Liter Bauchspeichel
- Drei viertel Liter Gallenflüssigkeit
- Drei Liter Drüsenflüssigkeit der Darmschleimhaut

Die Verdauung braucht Flüssigkeit. Nehmen Sie täglich mindestens zwei bis drei Liter zu sich, am besten stilles Mineralwasser, Kräutertee und verdünnten Obst- und Gemüsesaft.

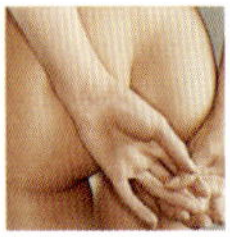

Info

Nicht zuletzt können Darmentzündungen (Colitis ulcerosa), Geschwüre, Leber-Gallenblasenleiden, Störungen der Bauchspeicheldrüsenfunktionen oder auch Hämorrhoidalleiden auf einen überforderten Darm zurückgehen.

Die häufigsten Esssünden

Unsere Verdauungsorgane erbringen ihre jeweiligen Beiträge nicht unabhängig voneinander, sondern in einer äußerst fein aufeinander abgestimmten Weise. Sie sind in einem vielschichtigen Kreislaufgeschehen miteinander verbunden und von empfindlichen, wechselseitigen Austauschprozessen abhängig. Selbst mit modernsten Forschungsmethoden ist es immer noch nicht gelungen, alle biochemischen Vorgänge der Nahrungsverstoffwechselung vollständig zu klären. Es liegt auf der Hand, dass so ein komplexes Zusammenwirken anfällig ist. Eine der häufigsten Störungen, vielleicht die Zivilisationskrankheit Nummer eins, ist die Überforderung des Darms.

Wir essen zu viel

Pro Mahlzeit muten wir unserem Verdauungsapparat mehr zu, als er auf einmal verarbeiten kann. Unser Magen verschafft sich Erleichterung, indem er nur unzureichend Verdautes vorzeitig an den Dünndarm weitergibt. Die schlecht aufbereitete Nahrung stellt eine erhebliche Belastung für die oberen Darmabschnitte dar.

Wir essen zu schnell

Die Schnelllebigkeit unserer Zeit hat auch vor dem Essen nicht Halt gemacht. Fastfood ist jedem ein Begriff. Hastig heruntergeschluckte Brocken sind zu hart, zu groß, zu heiß, zu kalt und mit zu wenig Speichel versetzt, dessen Enzyme Stärkemoleküle vorverdauen sollten.

Außerdem merken wir beim Schlingen nicht, wann wir genug haben. Es dauert eine Zeit lang, bis die aufgenommenen Nährstoffe über den Dünndarm ins Blut gelangen und uns mit neuer Kraft und Energie versorgen. Ehe dies geschehen kann, haben sich Schnellesser längst weitere überflüssige Portionen einverleibt und werden dann (infolge einer übermäßigen Blutansammlung im Bauchraum) träge und schläfrig. Das Gefühl für das rechte Maß hat nur derjenige, der seine Mahlzeiten langsam und genussvoll verzehrt.

Vier schlechte Gewohnheiten

Nach F. X. Mayr sind an der Überforderung des Darms in erster Linie unsere schlechten Essgewohnheiten schuld. Hierzu stellte er vier Thesen auf:

- Wir essen zu viel
- Wir essen zu schnell
- Wir essen zu oft
- Wir essen abends zu viel

Wir essen zu oft

Um ein dreigängiges Mittagessen zu verarbeiten, benötigt der Magen vier bis fünf Stunden, in Ausnahmefällen können es bis zu acht Stunden sein. Ehe aber der Magen die vorhergehende Mahlzeit nicht verarbeitet hat, sollten keine neuen Speisen zugeführt werden. Denn auch der Magen-Darm-Trakt braucht seine regelmäßigen Erholungspausen, weil er sich nach getaner Arbeit einer Selbstreinigung unterzieht, die bei ständiger Füllung unmöglich wird.

Es empfiehlt sich somit, die Nahrungsaufnahme auf dreimal täglich zu beschränken, morgens, mittags und am frühen Abend. Die von manchen Ernährungsfachleuten vertretene Auffassung, lieber fünf- oder sechsmal pro Tag eine Mahlzeit zu sich zu nehmen und dafür aber kleinere Portionen, wird von Mayr-Ärzten mehrheitlich nicht geteilt.

Fastfood mag zwar gut sein für den Hunger zwischendurch, für den Darm ist es jedoch selten bekömmlich. Genießen Sie Ihr Essen in Ruhe, und wählen Sie hochwertige Lebensmittel!

Wir essen abends zu viel

Der Darm, der den ganzen Tag über voll beschäftigt war, ist wie der übrige Organismus abends müde – zu müde, um jetzt noch ein schweres Essen zu verarbeiten. Wer trotzdem zu später Stunde noch reichlich isst, überfrachtet sein Verdauungssystem mit Nahrung, die über Nacht nicht verdaut werden kann und somit Fäulnis- und Gärungsprozessen unterliegt. F.X. Mayr schrieb über diese weit verbreitete Unsitte: »Menschen, die ihren Magen am Abend vollladen, gleichen einem Lokomotivführer, der seine Lokomotive erst einheizt und sie dann in den Schuppen stellt.«

Um ein dreigängiges Menü zu verdauen, braucht Ihr Körper mindestens fünf bis sechs Stunden. Legen Sie zwischen den Mahlzeiten daher entsprechend lange Esspausen ein.

Zum Vielesser wird man erzogen

F.X. Mayr widmete sich auch der Frage, woher eigentlich die weit verbreitete »Lust an der Völlerei« herrührt. Häufig liegen ihr psychologische Ursachen zugrunde. Vielleicht versucht jemand, seelische Defizite damit auszugleichen: Essen als Kompensation und Ersatzbefriedigung. In vielen Fällen, so erkannte Mayr, ist die Völlerei aber auf eine geschädigte Schleimhaut im Magen-Darm-Bereich zurückzuführen.

Schon die Kleinsten werden überfüttert

Schon im Säuglingsalter setzt die Erziehung zum Vielesser ein. Mütter, die nicht stillen, greifen zum Fläschchen. Damit flößen sie ihrem Baby in der Regel zu viel Milch ein, weil am Fläschchen weniger stark gesaugt werden muss als an der Brust. Der empfindliche Verdauungstrakt des kleinen Körpers wird überschwemmt. Auch später beim Kleinkind wird die Mästerei fortgesetzt. In bester Absicht, etwas Gutes zu tun, füttern die Mütter ihre Kleinen über alle Maßen. »Noch ein Löffel für Omi, noch ein Löffel für Papi!« So sollen die Kinder groß und stark werden.

Gesundes und richtiges Essen ist eine Sache der Erziehung, die den Kindern praktisch mit in die Wiege gelegt wird.

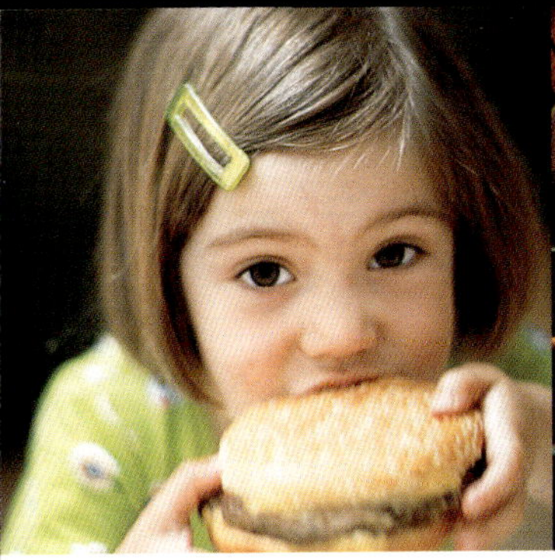

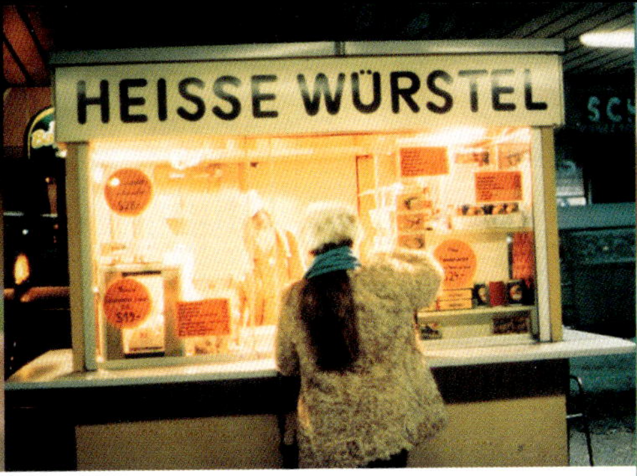

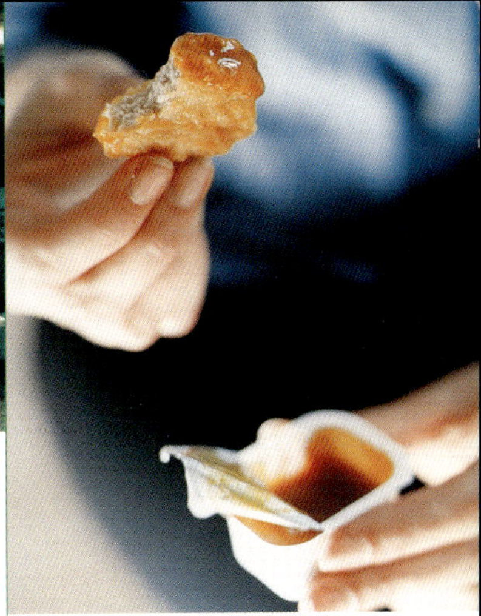

Schon im Kindesalter werden die Weichen zum Thema »Ernährung« gestellt. Leider zu oft in eine falsche Richtung.

Der Sättigungsreflex verkümmert

Das alles hat zur Folge, dass das natürliche Gefühl fürs Sattsein, der so genannte Sättigungsreflex, langfristig gestört wird. Magen- und Darmschleimhaut gewöhnen sich an das Übermaß und stumpfen regelrecht ab. Sie reagieren mit den Jahren nur noch auf besonders reizintensive Kost wie scharfe Gewürze, reichlich Fleisch, Süßigkeiten, Alkohol, Kaffee – und das in Unmengen. Das überfordert den Darm mit der Zeit und vermindert seine Leistungskraft. Er ist nicht mehr in der Lage, die zugeführten Speisen richtig zu verwerten. Die dadurch auftretenden Versorgungsmängel erzeugen die ständige Lust am Essen. Manch einem, der zur Völlerei erzogen wurde, sagt der Volksmund nach, er habe einen »Saumagen« und vertrage alles. In Wahrheit ist sein Verdauungssystem allerdings schon bedenklich angegriffen.

Zivilisationskrankheiten und ihre Folgen

Wir verfügen heute über ein immens großes und reichhaltiges Angebot an Nahrungs- und Genussmitteln, von dem viele auch hemmungslos Gebrauch machen. Über 50 Prozent aller Bundesbürger haben Gewichtsprobleme, und 30 Prozent leiden unter ernährungsbedingten Erkrankungen. Ursache dafür ist aber nicht nur die allgemeine Überernährung, sondern auch die vorwiegend sitzende Lebensweise der meisten. Dabei werden nur wenige Kalorien verbrannt, was sich unmittelbar auf der Waage widerspiegelt.

Außerdem wird ständig Druck auf die Eingeweide ausgeübt, was die Verdauungsfunktionen beeinträchtigt. Nicht zuletzt ist die Atmung beim Sitzen flach, versorgt den Organismus schlechter mit Sauerstoff und erfüllt ihre Aufgaben als Lymphpumpe und sanfte Darmmassage nur unzureichend.

Umweltgifte haben zugenommen

Ein typisches Merkmal unserer Zeit ist auch eine nie dagewesene Flut von Umweltschadstoffen und chemischen Substanzen, die in Atemluft, Trinkwasser und Lebensmitteln enthalten sind. Sie müssen innerhalb unseres Organismus neutralisiert oder wieder ausgeschieden werden, was besonders dem Darm als größtem Teil unseres Immunsystems zu schaffen macht.
All das wirkt sich, neben den von F. X. Mayr beschriebenen Verhaltensfehlern beim Essen, schädlich auf das Verdauungssystem aus. Bei vielen Menschen heutzutage ist der Magen-Darm-Trakt schlichtweg überfordert.

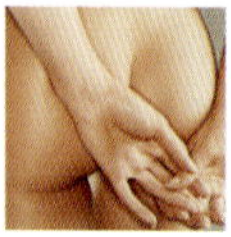

Info

Der überforderte Darm verkrampft sich zuerst, dann schlafft er ab. Nahrungsreste können sich nun hartnäckig in den Nischen der Darmwand festsetzen. Wenn Nahrungsreste zu lange im Darm bleiben, beginnen sie zu gären, zu faulen und zu schimmeln – genau wie verdorbene Lebensmittel.

Der überforderte Darm

Wie der Darm auf eine Überlastung reagiert, hängt von deren Ausmaß und Dauer ab. Das erste Stadium lässt sich mit dem Wort »Übererregung« beschreiben. Die Darmwände krampfen sich zusammen und verengen den Durchgang im Darminneren. Der Weitertransport des Inhalts wird dadurch erschwert, und es kommt zu einer »Verschmutzung des Darms«, wie F. X. Mayr es nannte. Schlecht verdaute Speisereste kleben sich in den Furchen und Falten der Darmwände fest und bilden zum Teil hartnäckige Rückstände. Mayr-Ärzte wissen, dass sich bei einer intensiv durchgeführten Darmreinigung Nahrungsreste (z. B. Tomatenschalen, Weintraubenkerne) manchmal erst nach vielen Tagen oder gar Wochen im Stuhl zeigen. So lange sitzen sie fest, obwohl der übrige Darm längst entleert ist.

Erschlaffte Darmwände

Hält die Überforderung an, geben die Darmwände ihren Widerstand in Form von Krämpfen auf und erschlaffen zunehmend. Die geschwächte Peristaltik beeinträchtigt den Transport des Darminhalts jetzt erheblich. Nur noch in der Mitte des Darmrohrs erfolgt eine Bewegung des Verdauungsbreis, und die mit Ablagerungen bedeckte Darmschleimhaut neigt verstärkt zu entzündlichen Prozessen. Das Füllgewicht des Darms erhöht sich und weitet die Darmwände aus. Das Darmgewebe verändert sich. Lymphe, Blut und Gewebeflüssigkeiten werden in den Darmwänden und deren Umgebung gestaut. Der Darm beansprucht jetzt mehr Platz. Besonders das Gekröse, die Aufhängung des Darms am der hinteren Bauchwand, neigt infolge des Lymphstaus dazu, ödematös anzuschwellen und den Darm nach vorne zu pressen. Ein hervortretender Bauch ist hier nun die Folge.

Enteropathie nach Mayr

Solche ungesunden und zum Teil auch schmerzhaften Veränderungen des Darms, die früher oder später mit chronischen Verstopfungen, Durchfällen, Leibdrücken oder Blähzuständen enden, werden in der Fachsprache Enteropathie nach Mayr genannt (enteral = den Darm betreffend, pathos = Leiden). Im weiteren Verlauf können sich Verschlimmerungen einstellen, beispielsweise eine Ptose, bei der die Gedärme nach unten absacken mit unmittelbaren Auswirkungen auf Rückgrat, Blase und Unterleib. Gefährlich können auch Divertikel werden, kleine Ausbuchtungen an der Außenseite des Darms, die bei erhöhtem Druck im Darminneren entstehen. Sie stellen im Fall einer Entzündung ein wirklich ernst zu nehmendes Risiko für die Gesundheit dar.

Giftstoffe im Körper

Ist der Darm überfordert, müssen häufig andere Ausscheidungsorgane einspringen, um die Gifte im Körper wieder auszuscheiden. Auf diese Weise bekommen Urin, Schweiß und die Luft beim Ausatmen einen sehr üblen und penetranten Geruch. Auch über die Schleimhäute in der Nase, den Genitalien und den Augen können Schadstoffe den Körper wieder verlassen.

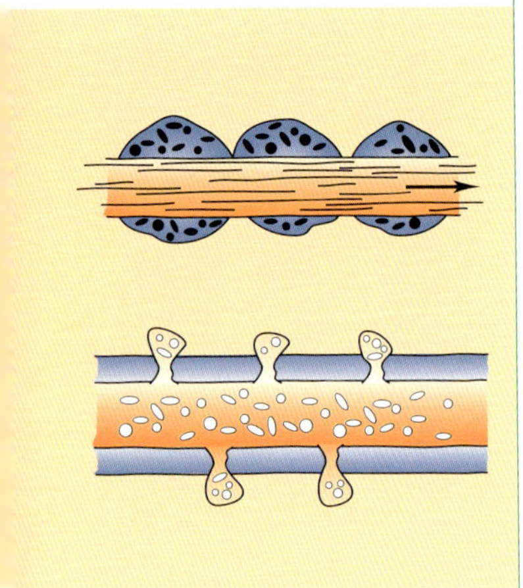

Speise- und Kotreste sammeln sich in Ausbuchtungen des Dickdarms und werden beim Entleeren nicht mit ausgeführt (Abbildung oben). Mit Gas gefüllte Divertikel sind eine ernste Gefahr für die Gesundheit (Abbildung unten).

Maßloser Appetit

Wenn man seine Verdauungsorgane durch jahrelange Fehlernährung überstrapazierte, hat man seinen Darm zu einem schlechten »Futterverwerter« gemacht. Seine von Ablagerungen verklebten, oft entzündlichen Zotten können weniger Verdauungssäfte an den Darminhalt abgeben und die zersetzten Nährstoffe schlechter aufnehmen. Damit schließt sich ein Teufelskreis. Unmäßige Nahrungszufuhr hat den Darm überlastet und zu einer Unterversorgung des Körpers mit Nährstoffen geführt. Dies wiederum weckt das Bedürfnis, vermehrt Nahrung aufzunehmen, um die entstandenen Versorgungsmängel auf diese Weise auszugleichen.

Immunschwächende Wirkung

Ein Darm mit erschlafften Darmwänden und zu hohem Füllgewicht schwächt in besonderem Maß das Immunsystem und macht es dadurch anfälliger für Krankheitserreger, Allergene und Giftstoffe. Ein Großteil der Gesundheitspolizei unseres Körpers ist in unmittelbarer Umgebung des Darms angesiedelt, in Lymphknoten, die aus Milliarden einzelner Immunzellen bestehen. Diese Antikörper werden im Darmbereich auf Erreger programmiert, beispielsweise auf unerwünschte Darmbakterien oder Pilze, um uns vor deren schädigendem Einfluss zu bewahren. Da bei erschlafften Darmwänden jedoch der Lymphfluss beeinträchtigt ist und ein schlecht transportierter Verdauungsbrei ein ideales Terrain für Krankheitskeime darstellt, ist die Immunabwehr des Körpers schnell überfordert.

Die schleichende Selbstvergiftung

Wer verderbliche Nahrungsmittel zu lange aufbewahrt, sieht, wie sie faulen, schimmeln, zu gären anfangen und dadurch ungenießbar werden.

Ähnliche Vorgänge spielen sich auch in einem träge gewordenen Darm ab. Ablagerungen zwischen den erschlafften Darmzotten beginnen zu faulen (Eiweißkost) und zu gären (Kohlenhydrate, Ballaststoffe). Vor allem eine veränderte Keimbesiedlung (Dysbiose) des Darms trägt dazu bei.

Gärungs- und Verdauungsgifte

So entstehen eine Reihe von Gärungsgiften, besonders Fuselalkohole wie Methanol, Propanol oder Butanol. F. X. Mayr meinte zu diesen Fuselalkohlen, dass »selbst der verkommenste Trinker sie mit Ekel und Abscheu von sich weisen würde«, ganz abgesehen davon, dass sie in trinkbaren Mengen tödlich sind. In einem gesunden Darm entstehen ebenfalls Giftstoffe (Skatole, Phenole, Indole, Formaldehyd, Fuselaklohole usw.), aber in so geringen Mengen, dass sie ohne weiteres von der Leber und den anderen Entgiftungsorganen verarbeitet bzw. ausgeschieden werden können.
Bei gestörten Verdauungsverhältnissen hingegen kann es zu einer schleichenden Selbstvergiftung des Körpers aus dem Darm kommen (intestinale Autointoxikation).

Ablagerung in den Körpergeweben

Dann sind der Darm und die Leber dem übermäßigen Ansturm der Giftstoffe nicht mehr gewachsen und verteilen sie über das Blut auf den gesamten Organismus. Erst gelangen sie verstärkt zu anderen Ausscheidungsorganen (Nieren, Lunge oder Haut). Solche alternativen Wege der Entsorgung funktionieren aber nur bis zu einem gewissen Grad. Bei einer chronischen Überforderung des Darms werden deshalb über kurz oder lang ausscheidungspflichtige Schadstoffe in Fett- und Bindegewebe und anderen Bereichen des Organismus abgelagert, was in leichten Fällen als Verschlackung angesehen wird, in schwereren als regelrechte Vergiftung.

Info

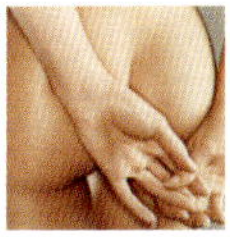

Darmgifte verteilen sich im Körper: Mit modernen Messmethoden konnten beispielsweise die aus dem Darm stammenden Gärungsgifte Methanol und Butanol in Hautausdünstungen und Urin nachgewiesen werden.

Wenn Gifte im Körper kreisen

Eine intestinale Autointoxikation geht nicht nur auf die vermehrte Bildung von Giftstoffen innerhalb des Darms zurück, sondern auch auf Rückvergiftungsprozesse, wie anhand von ausscheidungspflichtigen Medikamentenrückständen gezeigt werden konnte.

Obwohl sie längst von der Leber verarbeitet und dem Darm zur Ausscheidung übergeben wurden, können sie bei Funktionsstörungen des Darms erneut zur Leber gelangen und im Weiteren in eine den Organismus belastende Kreislaufbewegung. Bei Selbstvergiftungsprozessen über den Darm tritt erschwerend hinzu, dass Gifte aus dem Zellstoffwechsel, die beim Darmgesunden von den Drüsen der Darmzotten ausgeschieden werden, ebenfalls im Körper verbleiben.

Als Spätfolgen der Selbstvergiftung treten möglicherweise die unterschiedlichsten Krankheiten auf, von denen man gemeinhin nicht annimmt, dass sie »lediglich« von einem überforderten Darm herrühren können wie rheumatische Schmerzen, Gefäßverengungen, grauer Star oder Herzbeschwerden.

Das Allgemeinbefinden wird beeinträchtigt

Die Folgen der schleichenden Selbstvergiftung aus dem Darm sind äußerst vielfältig und werden oft erst nach vielen Jahren erkannt. Als erstes verschlechtert sich das Allgemeinbefinden, die Menschen neigen dazu »herumzugiften« und fühlen sich abgespannt, depressiv oder gereizt. Energiemangel, Kopfschmerzen oder Schlafstörungen können hinzutreten. Das Immunsystem des Köpers wird geschwächt und damit die Anfälligkeit gegenüber Infektionskrankheiten und Allergien erhöht.

Die Hautverschlackung

Die Haut, häufig auch Spiegel der Seele genannt, war für F. X. Mayr in erster Linie Spiegel der Verdauungsgesundheit, da sie bei gestörten Verhältnissen im Magen-Darm-Trakt ganz unmittelbar Veränderungen zeigt. Gesunde Haut ist rosig und »erscheint dem Auge sammetartig glatt, glänzend und rein«, schrieb F. X. Mayr.

Anzeichen von Verschlackung

»Verschlackte« Haut erkennt man an folgenden Anzeichen:

- Verunreinigungen (Mitesser, Pickel, Furunkel)
- Braune Flecken um die Augen
- Rote Nase (wie »Schnapsnase«)
- Verfärbungen
- Braune Druckstellen (z. B. am Hosenbund oder Kragen)
- Faltenbildung (auch am Rücken)
- Trockene, rissige Haut
- Aufgequollene Haut mit Dellen und Grübchen
- Blasse und fahle Haut
- Bläuliche oder gelbliche Haut
- Dermographismus (leichtes Kratzen mit dem Fingernagel über die Haut hinterlässt blasse oder rote Schriftspur)

Die Schwächung der Immunabwehr durch Überforderung des Darms entwickelt sich schleichend: Erst wird die Darmflora anfällig, besonders gegenüber Pilzen, dann der gesamte Organismus.

Stadien der Verschlackung

F. X. Mayr unterteilte die fortschreitende Hautverschlackung durch ungesunde Verdauungsverhältnisse in mehrere Schritte:

- Erst lagern sich Stoffwechselabfälle im Unterhautgewebe ein, die die Haut leicht aufquellen lassen (Quellstadium).
- Dann verliert die Haut an Spannkraft (abnehmender Tonus) und beginnt abzusacken (Erschlaffungsstadium). Es stellen sich hängende Wangen, Doppelkinn, Tränensäcke, Schlupflider und Falten ein. Auch Bauch und Busen verlieren an Halt.
- Das letzte Stadium der Hautverschlackung nannte F. X. Mayr »Hautschwund« (Atrophie). Knochige Konturen treten hervor, tiefe Falten und Runzeln lassen das Gesicht älter erscheinen, als es ist.

»Mayrn« tut fast jedem gut

Schon seit Jahrtausenden kennen die Menschen die wohltuende Wirkung des Fastens, und in den meisten Kulturen gilt das Fasten als Reinigung für Körper und Seele. Doch gerade in unserer Gesellschaft denkt so mancher, der von einer Kur oder Diät hört: »So etwas brauche ich nicht. Ich bin gesund!« Mit dieser Feststellung haben leider nur die wenigsten Recht. Denn wirklich gesund sein oder sich nur gesund fühlen sind zweierlei Dinge.

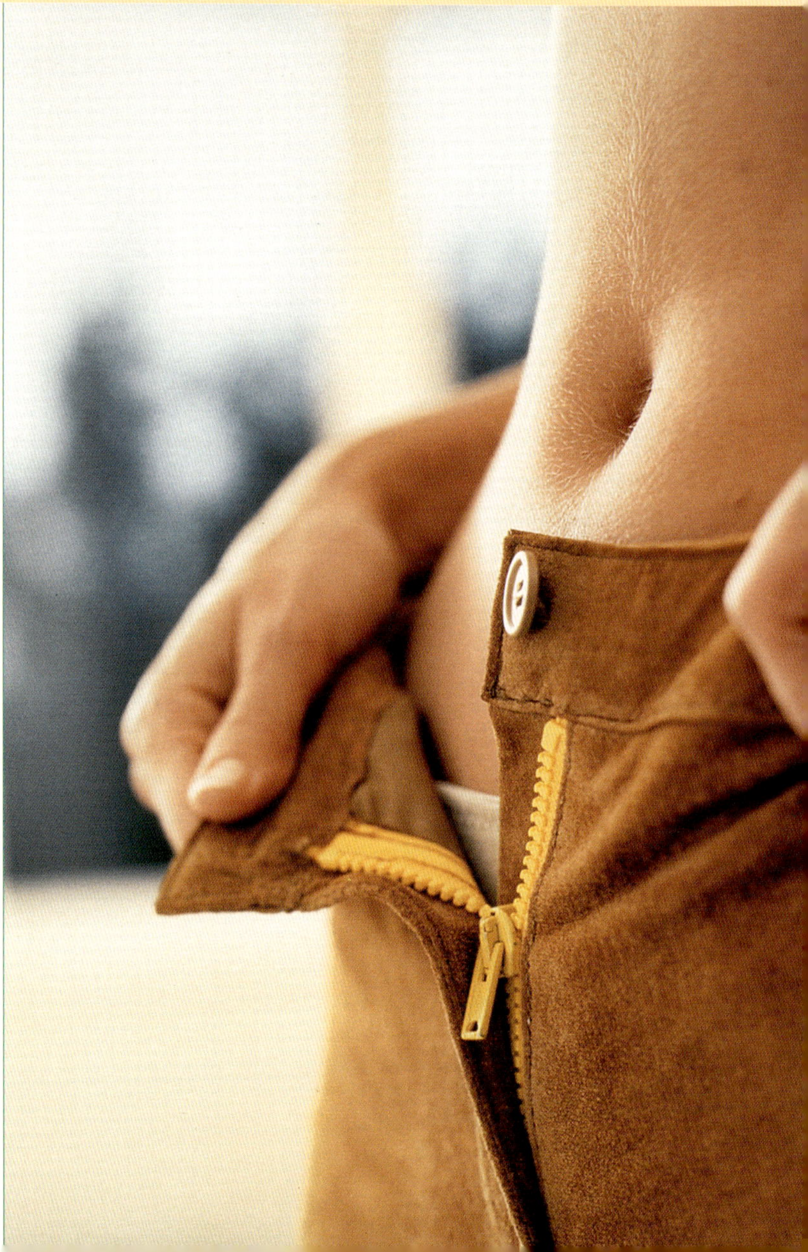

Wer braucht die F. X.-Mayr-Kur?

Lange bevor die meisten Krankheiten offen zutage treten und ernste Beschwerden spürbar werden, können sich im Organismus »stille Schäden« gebildet haben. Dies gilt in besonderem Maß bei einer Darmüberforderung. Davon Betroffene fühlen sich noch relativ wohl, ein Röntgenbild würde kaum Auffälligkeiten zeigen, und auch die Laborwerte gelten oft als normal. Doch in Wahrheit sind sie nur noch scheingesund.

Wie Ihr Auto, so sollte auch Ihr Körper einmal im Jahr »durchgecheckt« und »überholt« werden. Wenn Sie die »stillen Schäden« rechtzeitig beseitigen, bleibt Ihnen vieles erspart. Und zu einer gründlichen Vorsorge zählt in erster Linie die Entschlackung des Darms.

Spätfolgen rechtzeitig vorbeugen

Nach einiger Zeit, manchmal erst nach Jahren, senden die »stillen Schäden« erste Alarmsignale: Sodbrennen, Schlafstörungen, Magenverstimmungen, leichte Verdauungsbeschwerden, Abgespanntheit, Nervosität, Übellaunigkeit. Die meisten Menschen behelfen sich dann mit oberflächlich wirkenden Medikamenten wie Abführmitteln, Schmerztabletten oder Beruhigungspillen. Sie ahnen nicht, dass ihre »stillen Schäden« auf dem besten Wege sind, echte Krankheiten zu werden. Doch so weit muss es nicht kommen. Wenn man die »stillen Schäden« rechtzeitig beseitigt, bleibt einem vieles erspart. Vorbeugung ist eine der wichtigsten Aufgaben der F. X.-Mayr-Kur.

Jedes Jahr Gesundheitscheck

Jeder Automobilbesitzer, so sagen Mayr-Ärzte gerne, lässt seinen Wagen einmal im Jahr »durchchecken«. Er fährt ihn zur Inspektion, wo das verbrauchte Altöl abgelassen wird und die verrußten Zündkerzen erneuert werden. Genauso sollten wir mit Hilfe der Mayr-Kur einmal jährlich unseren überforderten Darm von Schlacken und Giftstoffen sowie den daraus resultie-

renden »stillen Schäden« befreien. Schönheit, Jugendlichkeit und Lebensfreude kommen in erster Linie von innen. Jede der Billionen Körperzellen, aus denen ein Mensch besteht, ist letztendlich nichts anderes als umgewandelte Nahrung. Nur wenn der Umwandlungsprozess, die Verdauung, optimal funktioniert, kann der Körper auch ideal gestaltet sein.
Die tief greifende Darmsanierung, die mit einer Mayr-Kur erzielt wird, bietet im Verbund mit einer gesünderen Ernährungsweise die beste Vorausetzung für vollständige Verdauungsgesundheit. Sie ist nach F. X. Mayr mit Schönheit, Leistungskraft und Lebensfreude gleichzusetzen. Wann immer das Aussehen oder die Vitalität beeinträchtigt sind, besteht der Verdacht auf »stille Schäden« im Verdauungstrakt.

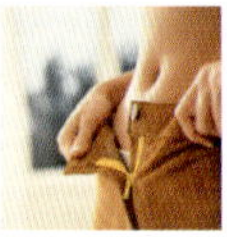

Info

Japanische Untersuchungen zeigten, dass mit dem Schweiß nicht nur Stoffwechselendprodukte, etwa Harnsäure, Harnstoff oder Ammoniak, ausgeschieden werden, sondern auch Schwermetalle wie Kadmium, Quecksilber oder Blei den Körper verlassen.

Eine erste Selbstdiagnose

Schon der Blick in den Spiegel verrät viel über den wirklichen Zustand des Verdauungsapparats. Eine unreine Haut, vorzeitige Falten, ein unförmiger Bauch oder eine Haltung wie ein Fragezeichen sind untrügliche Indizien, dass es mit der Verdauung nicht zum Besten steht. F. X. Mayr gab uns detaillierte Analysen der Bauch- und Haltungsformen an die Hand, die jedem sofort eine erste Selbstdiagnose ermöglichen. Auch Stuhlbeschaffenheit und Schwitzverhalten geben Aufschluss.

Schweißausbrüche

Die Haut ist ein Organ, das häufig als dritte Niere bezeichnet wird. Die Schweißdrüsen der Haut leisten nämlich einen wichtigen Beitrag zur Entgiftung des Körpers. Häufige Schweißausbrüche und vor allem übel riechender Schweiß deuten auf einen erhöhten Giftstoffgehalt des Bluts hin, der von Verdauungsstörungen verursacht worden sein kann. Die mit dem Schweiß ausgeschiedenen Gifte können bei stark schwitzenden

Menschen an den Reibeflächen zwischen den Schenkeln oder Pobacken oder unter den Achseln gerötete, entzündliche Veränderungen hervorrufen.

Auch Umweltschadstoffe werden mit dem Schweiß ausgeschieden. Diese auf die industrielle Umweltbelastung zurückgehenden Substanzen sind in höheren Konzentrationen toxisch und gelangen in erster Linie über den Darm in den Organismus.

Achtung! Häufige starke Schweißausbrüche können auch Anzeichen für ernste Erkrankungen sein wie Lungenentzündung, Tuberkulose, Malaria oder Leukämie.

Die Stuhlbeschaffenheit

Die Beschaffenheit des Stuhls gibt unmittelbar Aufschluss über die Funktionstüchtigkeit des Verdauungstrakts. Normaler Stuhl ist einheitlich geformt, von der Konsistenz wie fester Brotteig und nur schwach riechend. Alle Abweichungen davon, etwa Dünnflüssigkeit, Hartknolligkeit oder Stuhl, der mit unverdauten Nahrungsresten durchsetzt ist, sind das Ergebnis von Störungen wie Reizzuständen, Gärungsprozessen oder Durchlaufbehinderungen im Darm. Beim Stuhlgang dürfte es nach F. X. Mayr eigentlich zu keinen Verschmutzungen kommen. »Der normale Stuhl ist von einer dünnen Schleimschicht eingescheidet, berührt daher beim Durchtritt durch den After diesen und seine Umgebung nicht direkt und beschmutzt ihn daher auch nicht.« Die entgegengesetzte Erfahrung der meisten Menschen zeigt, dass sie an einer Entzündung der Darmschleimhäute (»Darmkatarrh«) leiden, ohne sich dessen bewusst zu sein.

Schematische Darstellung des Verdauungsapparats.

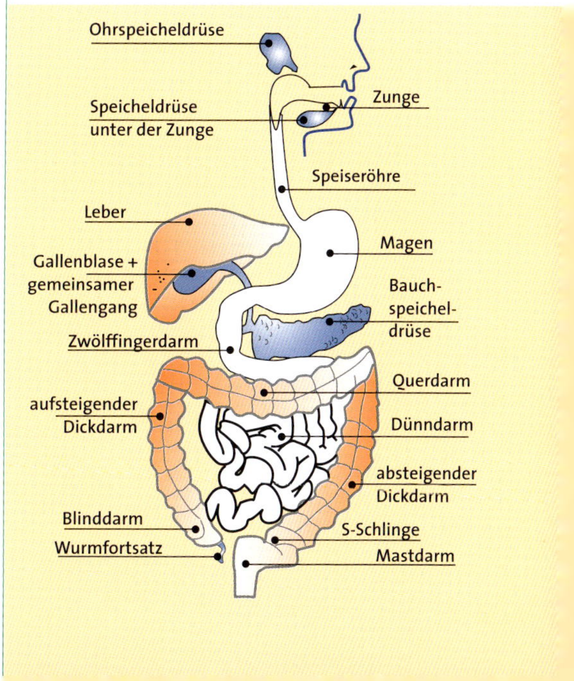

Die Darmpassage

Etwa 18, höchstens 24 Stunden sollte es dauern, bis eine Mahlzeit verdaut ist. Man nennt diesen Zeitraum Darmpassage. Ist sie zu lang oder zu kurz, liegen Verdauungsstörungen vor. Wie funktionstüchtig der Darm in dieser Hinsicht ist, lässt sich leicht mit einer Portion Spinat ermitteln, die am nächsten Tag den Stuhl dunkelgrün einfärben sollte. Die Spinatprobe, so wissen Mayr-Ärzte, zeigt bei manchen eine Darmpassage von bis zu einer Woche, was auf erhebliche Störungen der Darmfunktionen hinweist.

»Man ist immer so gesund, wie man sich fühlt!« – Dieses Sprichwort stimmt leider nicht immer. Eine Darmüberforderung bringt oft erst nach Jahren spürbare Schäden.

Die Diagnose beim Mayr-Arzt

Auch wenn den Mayr-Ärzten von heute alle modernen Diagnoseverfahren wie EKG, Ultraschall oder Laboruntersuchungen bei Bedarf wichtige Informationen liefern, stützt sich ihre Diagnose der Verdauungsgesundheit noch weitgehend auf F. X. Mayrs Messungen und Beobachtungen.

Haltung, Bauchform, Bauchmaß, Stellung der Rippen, Brustbeinhöhe und viele durch Berühren zu ermittelnde Merkmale unseres Körpers wie Lage des Darms oder Spannkraft der Haut ergeben nahezu ein vollständiges Abbild unserer Verdauungsgesundheit. Beispielsweise erteilt die Gesichtshaut, wenn man sie über dem Jochbeinbogen leicht mit Daumen und Zeigefinger zusammendrückt, schnell Auskunft darüber, ob die Haut aufgequollen oder erschlafft ist oder eine gesunde, sprich verdauungsgesunde Spannung aufweist. Ein Mayr-Arzt muss eigentlich nicht fragen: »Wie geht es Ihnen?«, schon der prüfende Griff über dem Jochbeinbogen unterrichtet ihn über unsere Befindlichkeit.

Mayr-Ärzte können bereits anhand der optischen und haptischen Eindrücke ihrer Patienten Auskunft über deren Verdauungsgesundheit geben.

Verschiedene Bauchformen

Die wichtigsten der von F. X. Mayr beschriebenen Bauchformen:

- Der gesunde Bauch
- Der Gasbauch
- Der Hängebauch
- Der Spitzbauch
- Der Fettbauch
- Mischformen

Gesunder Bauch – kranker Bauch

Fast jeder vergrößerte Bauch zeugt von Störungen im Verdauungssystem. Wer sich vor den Spiegel stellt, kann somit leicht erkennen, wie es um seine Verdauungsgesundheit bestellt ist. Von der Seite lassen sich Bauch und Haltung am besten in einem Doppelspiegel beurteilen, damit man den Kopf nicht drehen muss. Hinter einer übermäßigen Leibesvorwölbung steckt fast immer ein überforderter Darm, dessen Füllgewicht, Dicke und Statik aus den Fugen geraten sind und der infolge mangelhafter Verdauungsleistungen von Gasen aufgetrieben wird. Welches Erscheinungsbild der dicke Bauch im Einzelfall aufweist, hängt von den Ursachen der Volumenzunahme ab.

Der gesunde Bauch

Ein gesunder Bauch fühlt sich weich an. Drückt man ihn an einer beliebigen Stelle ein, so reagiert die Bauchmuskulatur nicht mit einer Abwehrspannung oder Verhärtung. Tut sie es dennoch, dann sind die Därme entzündet. Je stärker die Abwehrspannung, desto ernster ist die Entzündung bis hin zu lebensbedrohlichen Formen (z. B. akute Blinddarmentzündung).

Welche Merkmale weist ein gesunder Bauch auf (von vorne betrachtet)?

- Er ist symmetrisch, also links wie rechts gleich geformt.
- In der Bauchmitte verläuft eine rinnenförmige Vertiefung, die so genannte Medianrille. Sie reicht vom Nabel bis zum Brustbein hoch.
- Deutlich erkennbar ist eine weitere Vertiefung, die U-Delle. Sie hat diesen Namen, weil sie wie ein großes U aussieht. Der untere Bogen des U endet über dem Schamhügel. Die oberen Teile des U befinden sich links und rechts vom Bauchnabel, etwa auf der halben Strecke zwischen dem Nabel und den Körperseiten in Taillenhöhe.

Tipp

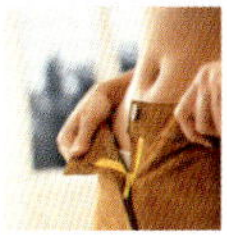

Alle Organe im Körper haben eine bestimmte Normgröße, und Abweichungen davon können bereits auf einen krankhaften Zustand hinweisen. Wussten Sie eigentlich, dass alle gesunden Erwachsenen, egal welcher Körpergröße, gleich große Bäuche haben?

Von der Seite betrachtet, weist ein gesunder Bauch nur in Nabelhöhe eine leichte Vorwölbung auf. Die untere Einbuchtung der U-Delle sieht man ebenfalls von der Seite.

Der Gasbauch klingt hohl wie ein leeres Fass. Durch die Mayr-Kur bekommen Sie die ganze Luft wieder heraus.

Der Gasbauch

Wie der Name schon sagt, entsteht ein Gasbauch durch vermehrte Bildung von Darmgasen (Blähungen). Schlecht verdauter Nahrungsbrei und Flüssigkeitsablagerungen in einem erschlafften Darm, vor allem im Dünndarm, unterliegen starken Gärungs- und Fäulnisprozessen. Die dabei entstehenden Gase blähen den Darm auf und führen zu einer Vorwölbung des Bauchs. Die Vorwölbung zeigt sich anfangs besonders oberhalb des Nabels. »Dass es sich um Gase im Leib handelt«, schrieb F. X. Mayr, »lässt sich leicht durch Beklopfen des Leibes feststellen; der Leib klingt hohl wie ein leeres, das heißt mit Luft gefülltes Fass.«

Der Hängebauch

Der Hängebauch entsteht durch eine vergrößerte Darmfüllung infolge der »Trägheit der Darmmuskeln«, wie F. X. Mayr es nannte. Sie bewirkt, dass »immer nur der zentral gelegene Inhalt des Darms fortgeschafft wird.« Das Gewicht der Ablagerungen

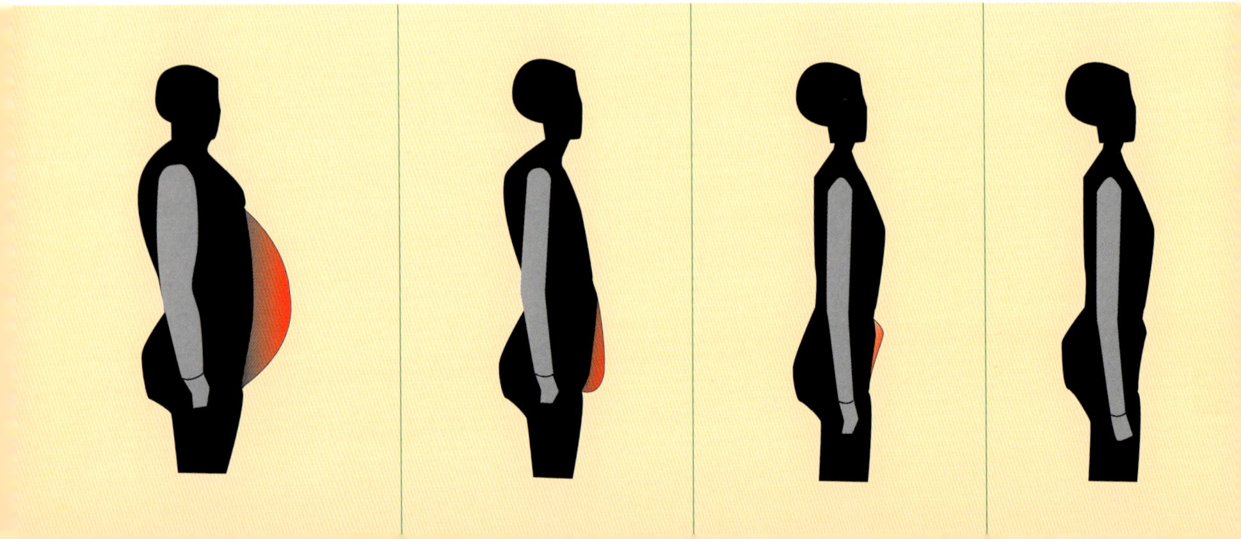

Die verschiedenen Bauchformen: Gasbauch, Hängebauch, Spitzbauch und im Vergleich dazu der gesunde Bauch (von links nach rechts).

im Darm zieht den Bauch nach unten, und es entsteht die sackartige Hängeform. In schweren Fällen kann ein Hängebauch über den Schambereich lappen.

Der Spitzbauch

Im Unterschied zum Hängebauch haben sich beim Spitzbauch Entzündungen im Darm gebildet. Verantwortlich dafür sind Giftstoffe, die im schlecht bewegten Verdauungsbrei oder in hartnäckigen Ablagerungen zwischen den Darmzotten entstehen. Die Entzündungen bewirken, dass sich der Darm krampfartig zusammenzieht und das Gekröse (Darmaufhängung an der Rückseite des Bauchraums) anschwillt. Auf die Dauer entsteht so in der Nabelgegend ein spitz hervortretender Bauch. Er ist verhärtet und reagiert sehr empfindlich auf Druck von außen. Gelegentlich treten auch Rückenschmerzen im Bereich der Lendenwirbelsäule auf.

Der Fettbauch

Viele Menschen glauben, ein dicker Bauch bestehe ausschließlich aus Fett. Doch das ist falsch. Ein reiner Fettbauch ist fast so selten wie ein vierblättriges Kleeblatt. F.X. Mayr meinte dazu, »dass Fettsucht für sich allein nie, auch nur annähernd, eine solche Vorwölbung des Bauchs hervorrufen kann« wie die oben beschriebenen Ursachen. Die Möglichkeiten der Fettablagerung in der Bauchhöhle sind nämlich gering – etwa im Gekröse oder unter dem Bauchfell. Nur in der Haut des Bauchs, und da vor allem im Bereich des Nabels, können sich Fettpolster bilden. Man erkennt den Fettbauch an dem tief eingelagerten Nabel. In Ausnahmefällen können die Fettpolster so massig werden, dass sie nach unten absacken und sich als »Speckfalte« über den Schamhügel wölben. Aber selbst dann bleiben die Ausmaße eines Fettbauchs noch immer weit hinter denen eines Gas- oder Hängebauchs zurück.

Tipp

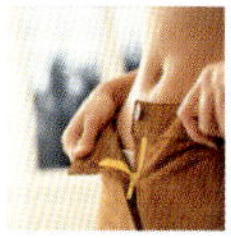

Die Ursachen des Fettbauchs sind vielfältig. Abgesehen von falscher Ernährung und Bewegungsmangel ist ein Fettbauch aber immer auch auf Stoffwechselstörungen im Verdauungsbereich zurückzuführen.

Mischformen

Infolge der Bauchhöhlenstreckung durch einen trägen, überforderten Darm ist der Körper zu ausgleichenden Haltungskorrekturen gezwungen.

Die auf den vorhergehenden Seiten dargestellten Formentypen bei Bäuchen sind in gewisser Hinsicht Idealtypen. Selbstverständlich gibt es zahlreiche Übergangs- und Mischformen. Besonders der Fettbauch ist in der Regel mit einer anderen Bauchvariante, etwa einem Spitz- oder Hängebauch, kombiniert. Es gibt auch den Gas-Spitzbauch oder den Gas-Hängebauch, wobei letzterer zu den unansehnlichsten Bauchformen gehört, da er gleichzeitig nach vorne und nach unten stark ausgeweitet ist.

Haltungsschäden

Vergrößert ein träger, ausgeweiteter Darm das Bauchvolumen, entsteht nicht nur eine nach außen sichtbare Leibesvorwölbung. Auch innerhalb des Körpers muss Platz geschaffen werden, und die Bauchhöhle dehnt sich nach oben und unten aus. Man spricht dann von einer Bauchhöhlenstreckung.

Als Folge davon kommt es zu einer Verformung der Wirbelsäule, anfangs vor allem der Lendenwirbelsäule, einer Beckenkippung und einer Brustkorberweiterung. Das bedeutet, dass sich die gesamten statischen Verhältnisse im Körper gravierend und nachhaltig ändern, weil er zu ausgleichenden Haltungskorrekturen gezwungen ist, um nach wie vor aufrecht stehen zu können.

Hinzu kommt, dass die abnormen Verhältnisse im Darm den Körper zu Schutz- und Abwehrhaltungen zwingen, um beispielsweise den Druck auf entzündete Darmbereiche oder andere Organe zu verringern. Welche Haltungsänderungen im Einzelnen auftreten, hängt vor allem von der Muskelkraft, der Gesamtkonstitution und der Form des Bauchs ab.

Haltungsänderungen

Veränderungen in der Körperhaltung, die durch einen überforderten Darm auftreten können:

- Die Habachthaltung
- Die Entenhaltung
- Die Anlaufhaltung
- Die Sämannshaltung
- Die Fragezeichenhaltung
- Der Großtrommelträger

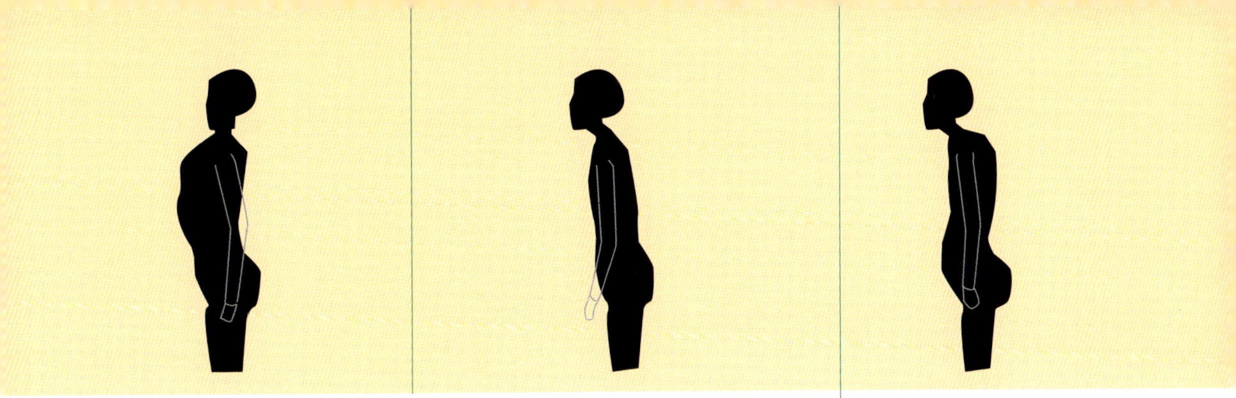

Fehlhaltungen, die auf einen überforderten Darm zurückzuführen sind: Habacht-, Anlauf- und Fragezeichenhaltung (von links nach rechts).

Die Habachthaltung

Mit der Habachthaltung, der Haltung eines strammstehenden Soldaten, reagieren vor allem kräftige Menschen auf eine Bauchraumstreckung. Ihre Bauchmuskeln drücken den Bauch nach oben. F. X. Mayr beschrieb diese Haltung mit den Worten: »Der Kopf ist erhoben, die Brustwirbelsäule gestreckt … der Brustkorb stärker gewölbt.« Was gemeinhin als »zackige« Haltung gilt, ist in Wahrheit nichts anderes als eine Ausgleichsmaßnahme des Körpers, um seine Statik aufrechtzuerhalten.

Die Anlaufhaltung

Die Bezeichnung »Anlaufhaltung« fand F. X. Mayr, weil ein Mensch in dieser Haltung so aussieht, als ob er sich »zu einem Lauf anschickt«. Diese Haltung nehmen verdauungsgestörte Menschen ein, die über eine kräftige Bauchdecke, aber ansonsten schwächliche Muskulatur verfügen. Durch den leicht nach vorne geneigten Oberkörper soll dem gewachsenen Bauchraumvolumen Rechnung getragen werden.

Achten Sie auf eine gesunde Körperhaltung, bevor bleibende Schäden entstehen!

Die Fragezeichenhaltung

Bei dieser Haltung mit ausgeprägtem Rundrücken hat die Wirbelsäule die Form eines Fragezeichens angenommen, um die Körperstatik bei vermehrtem Darmgewicht nach wie vor zu gewährleisten. F. X. Mayr schrieb diese Haltung vor allem Jugendlichen »mit schwacher oder verfetteter Muskulatur« zu.

Die Entenhaltung

Hier verschaffen eine Hohlkreuzbildung und das weit nach hinten gedrückte Gesäß dem erweiterten Bauchraum Platz, dem Darm Entlastung und dem Körper Standvermögen. Die Entenhaltung ist typisch für verdauungsgestörte Frauen, weil in dieser Haltung auch der Druck des Darms auf Gebärmutter und Eierstöcke gemildert wird.

Abnorme Körperhaltungen sind immer die Folge geschädigter Verdauungsorgane, es sei denn, es liegen medizinische Ursachen wie beispielsweise Tumore oder Verletzungen vor.

Die Sämannshaltung

F. X. Mayr prägte die Bezeichnung »Sämannshaltung«, weil die Seitenansicht eines Menschen in dieser Haltung wie die Silhouette eines Sämanns aussieht, der sich ein volles Saattuch um den Leib gewunden hat. Das Besondere an dieser Haltung ist, dass hier der überlastete Darm keine wesentliche Bauchraumstreckung bewirkt, sondern direkt eine Vorwölbung des Bauchs hervorruft. Als Gegengewicht muss sich bei muskelschwachen Individuen der Oberkörper zurückneigen.

Die Großtrommelträgerhaltung

Der Großtrommelträger sieht von der Seite fast wie ein marschierender Musikant aus, der eine große Trommel trägt. Merkmale dieser Haltung sind: der verkürzte Hals (Stiernackigkeit), vorgewölbte Brustwirbelsäule, Hohlkreuz, Fettpolster im Nacken und geschwollene Halsvenen, da der Blutrückfluss aus dem Kopf vom überhöhten Druck im Bauch- und Brustraum behindert wird.

Fehlhaltungen: Enten-, Sämanns- und Großtrommelträgerhaltung (von links nach rechts).

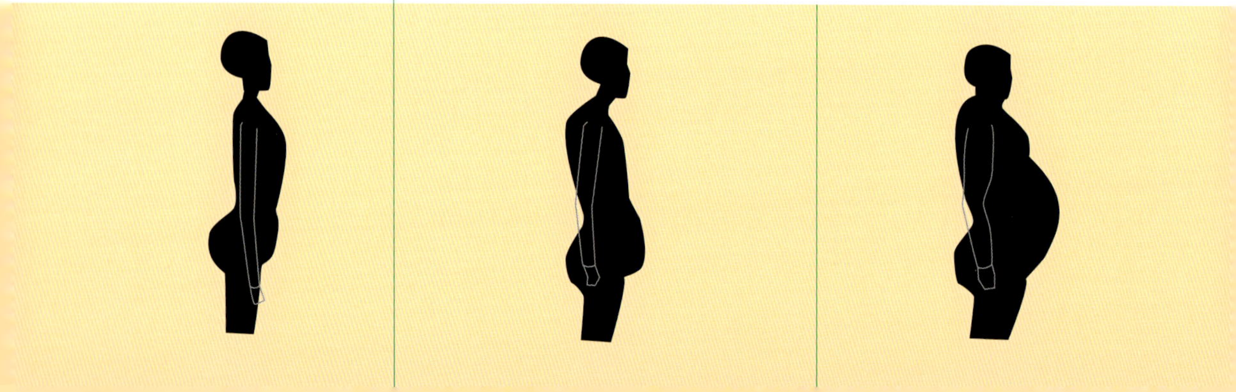

Haltungsänderungen und ihre Ursachen

Beschreibung	Ursache
Habachthaltung	Beginnender Gasbauch
Anlaufhaltung	Entzündlicher Spitzbauch
Fragezeichenhaltung	Beginnender Hängebauch
Entenhaltung	Gas-Hänge- oder Gas-Spitzbauch
Sämannshaltung	Ausgeprägter Hängebauch
Großtrommelträger	Hochgradiger Gas- (Hänge-) Bauch

Besonders Männer sieht man ihre Bäuche häufig mit Stolz vor sich hertragen – dabei ist ein vorgewölbter Bauch alles andere als ein Statussymbol!

Die Mayr-Kur im Krankheitsfall

Eine Mayr-Kur hat sich schon für viele als Jung- und Gesundbrunnen erwiesen. Sie ist eine bewährte Methode, die Haut zu verjüngen, die Haltung zu verbessern und fitter zu werden. Für »Scheingesunde« ist die Kur ein wirksames Mittel, »stille Schäden« auszukurieren und ernsten Beschwerden vorzubeugen. Und für Erkrankte, so hat sich in unzählbaren Fällen gezeigt, stellt die Mayr-Kur eine echte Heilungsalternative für solche Gesundheitsprobleme dar, die direkt oder indirekt auf Verdauungs- oder Stoffwechselstörungen zurückgehen.

Die Mayr-Kur steigert das Wohlbefinden von gesunden Menschen erheblich; zudem können mit ihr Krankheiten behandelt werden, wenn der Zustand des Patienten es erlaubt.

Empfehlenswert – die stationäre Kur

Bei einer ganzen Reihe von Verdauungskrankheiten wie etwa bei chronischer Stuhlverstopfung bewirkt die Mayr-Kur häufig eine vollständige Heilung. Bei anderen Erkrankungen wie Gelenkrheumatismus oder Alterszucker kann die Mayr-Kur durch ihre entschlackende Wirkung und die erzielte Gewichtsabnahme die Beschwerden meist erheblich lindern oder wie bei Herz-Kreislauf-Erkrankungen unterstützend neben anderen

Behandlungsmethoden eingreifen. Dabei gilt, dass ein mehrwöchiger stationärer Aufenthalt in einer Kurklinik naturgemäß durchgreifendere Erfolge zu sichern vermag als ein Zwei-Wochen-Programm zu Hause. Doch auch in gemäßigter Form kann die Mayr-Kur immer noch ein echtes Heilmittel sein.

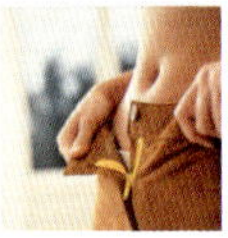

Tipp

Ratsam ist auch, sich nicht zu einer Fastenkur überreden zu lassen. Fasten fällt nur leicht, wenn man sich ganz und gar freiwillig dazu entschlossen hat. Bei ernsteren oder chronischen Beschwerden unbedingt ärztlichen Rat einholen!

Auf ärztlichen Rat nicht verzichten

Alle, die wegen bestehender Beschwerden in eigener Regie eine solche Kur durchführen wollen, sollten sich jedoch vorher von einem fastenerfahrenen Arzt beraten lassen. Im Krankheitsfall sollte eine Mayr-Kur nicht auf eigene Faust und ohne ärztlichen Beistand gemacht werden.

Beispielsweise bedarf es im Fall der Gicht medizinischer Begleitung, da während des Nahrungsverzichts die Harnsäurewerte vorübergehend stark anschwellen und einen Schmerzanfall auslösen können. Auch bei starkem Übergewicht oder Unklarheiten bezüglich des aktuellen Gesundheitsstatus sollte vor der Kur ein Arzt konsultiert werden.

Am besten wäre für eine Heilkur zu Hause, wenn man sie unter ambulanter Betreuung eines Mayr-Arztes machte. Er kann in allen Kurfragen kompetent beraten und eventuell Zusatztherapien anbieten. Er erstellt eine genaue Diagnose des Verdauungsapparats und hilft mit manuellen Bauchbehandlungen der Darmgesundheit von außen wirksam auf die Sprünge.

Wer darf die Mayr-Kur nicht machen?

Die Mayr-Kur ist wie andere Fastenkuren nicht geeignet bei folgenden Krankheiten:

- Erhebliche Störungen der Leber- und Nierenfunktion
- Erschöpfungszustände
- Krebs oder Tuberkulose
- Labiler Kreislauf
- Magengeschwür
- Starke Depressionen
- Starke Herzbeschwerden
- Schilddrüsenüberfunktion
- Unterernährung

Anwendungsgebiete der Mayr-Kur

- Allergien
- Alterszucker
- Allgemeine Herz-Kreislauf-Beschwerden
- Asthma bronchiale
- Chronische Bronchitis
- Depressive Verstimmungen
- Entzündungen der Magenschleimhaut, des Zwölffinger-, Dünn- oder Dickdarms, der Leber oder Gallenblase
- Erhöhte Anfälligkeit für Erkältungen und Infektionen, Frieren
- Erhöhter Blutdruck
- Fettleibigkeit, Übergewicht
- Frauenleiden wie schmerzhafte, lang anhaltende Blutungen, Ausfluss
- Gereiztheit, Übellaunigkeit
- Gelenkentzündung (Arthritis), Gicht
- Hämorrhoidalleiden
- Hautprobleme wie Verfärbungen, Furunkel, Pickel, innerlich bedingte Ekzeme, übler Schweißgeruch, Nesselausschlag, Schwellungen, vorzeitige Faltenbildung
- Haltungsschäden
- Ischiasbeschwerden
- Konzentrationsstörungen, Vergesslichkeit
- Kopfschmerzen, auch Migräne
- Muskelrheumatismus, Rückenschmerzen
- Nebenhöhlenentzündungen
- Nierenleiden und Blasenerkrankungen
- Unfruchtbarkeit der Frau
- Verklebte Augen, Gerstenkörner, Bindehautentzündung
- Verstopfung, Blähungen, Durchfall, Völlegefühl, Sodbrennen

Auch wer sich in der Regenerationsphase nach schwerer Krankheit oder Operation befindet, sollte auf das Fasten verzichten, bis sein Gesundheitszustand wieder völlig hergestellt ist. Wer regelmäßig Medikamente einnimmt, muss einen Arzt befragen, ob deren Wirkung nicht durch Fasten und Darmreinigungsmaßnahmen beeinträchtigt oder gar aufgehoben wird.

Die drei Mayrschen S

Mayr-Kur-Absolventen dürfen sich eigentlich als Anhänger der Slowfood-Bewegung betrachten. Diese lockere Organisation gibt es tatsächlich. Sie ist in Italien entstanden als öffentliche Demonstration gegen die sich immer mehr ausbreitende Fastfood-Unkultur. Das ist ganz im Mayrschen Sinn. Einer der Kernsätze seiner Ernährungslehre lautet: »Wichtiger, als was wir essen, ist, wie wir essen, in welchem Zustand wir essen und wann wir essen.«

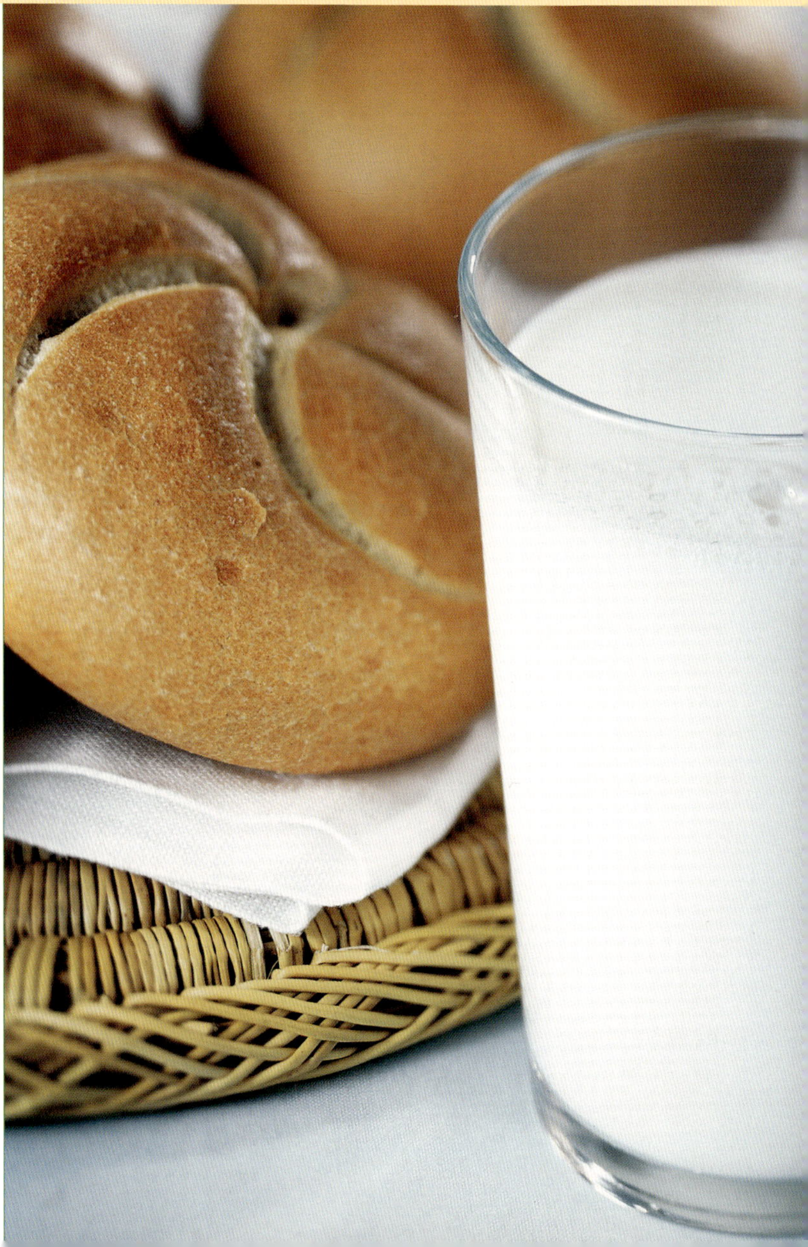

Mehr als eine schlichte Fastenkur

Eine Mayr-Kur soll eine wohltuende Zeit der Entlastung für unsere Verdauungsorgane darstellen und ihnen zu einer tief greifenden Reinigung verhelfen. Fester Bestandteil der Kur ist auch ein spezielles Ess- und Kautraining sowie eine Schulung des Darms. Dieses Konzept zur Wiederherstellung einer gesunden Verdauung rankt sich um drei Grundprinzipien, die als die Mayrschen S bekannt geworden sind:

- Schonung
- Säuberung
- Schulung

Schonkost aus Milch und Semmeln

Permamente Überlastungen des Verdauungstrakts – u. a. als Folge schädlicher und weit verbreiteter Ernährungsgewohnheiten, (»zu schnell, zu viel, zu oft, zu schwer, zu spät«) – lassen gelegentliche Schonzeiten wie eine Mayr-Kur absolut ratsam erscheinen, will man dauerhaft gesund bleiben. Schonung der Verdauungsorgane bedeutet, dass man sie für einen gewissen Zeitraum von ihrer Verdauungsarbeit befreit bzw. weitgehend entlastet und im Bedarfsfall nur mit leichtest verdaulichen Lebensmitteln konfrontiert. Dadurch haben sie Zeit, sich durchgreifend zu regenerieren.

Leichtverdauliches entlastet den Darm

Mayr empfahl zu diesem Zweck seine spezielle Heilkost aus Milch und Semmeln. So eine Semmel aus inhaltsarmem Weißmehl nimmt die Verdauung kaum in Anspruch. Selbst bei Sodbrennen verträgt man sie bekanntlich ohne weiteres. Dazu wird

Tipp

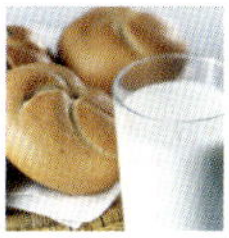

Jede Fastenkur ist auch eine gute Gelegenheit, um eingefahrene und manchmal krank machende Gewohnheiten zu überdenken. Nehmen Sie sich also viel Zeit, und gönnen Sie sich die nötige Ruhe, um Reflexionen über die eigenen Lebensumstände zuzulassen.

Milch »gegessen«, was im Mund einen Brei ergibt, der schon von Säuglingen vertragen wird und bereits in den oberen Dünndarmabschnitten resorbierbar ist. Der untere Dünndarm und der Dickdarm werden nicht beansprucht. Bei ca. drei Semmeln und einem halben Liter Milch pro Tag ist eine maximale Schonung des Verdauungstrakts gewährleistet, ohne Versorgungsmängel befürchten zu müssen. Die Milch liefert einiges an Nähr- und Vitalstoffen. Außerdem ist sie ein hervorragendes Entgiftungsmittel.

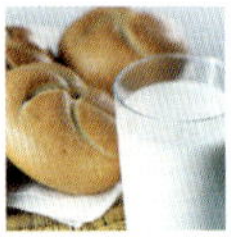

Info

Die Milch macht's! Nicht umsonst gilt Milch als zentraler Nahrungsbestandteil der klassischen Mayr-Kur. Sie enthält wichtige Nährstoffe und ist ein gutes Entgiftungsmittel.

Schonung durch Monotonie

Wichtig zur Schonung des Verdauungsapparats ist auch eine gewisse Monotonie. Wenn sich die Verstoffwechselungsorgane jeden Tag auf andere Speisen und Getränke einrichten müssten, wäre eine Tiefenerholung schwerer möglich. Deshalb empfahl F. X. Mayr, während der Kur strikt bei einem gewählten Lebensmittel zu bleiben. So sind beispielsweise auch Dinkelsemmeln anstatt der Weißmehlsemmeln möglich, sollten dann aber beibehalten werden.

Optimal wäre es, wenn sich das Prinzip »Schonung durch Monotonie« auch auf die Tagesgestaltung erstreckte. Der Erholungsnutzen ist größer, wenn man sich während der Kur auf einen ungefähr gleichbleibenden Tagesablauf stützen kann.

Körper und Nerven schonen

Während einer Mayr-Kur sollte man nicht nur den Verdauungsapparat pfleglich behandeln. Gönnen Sie in diesen Tagen auch Ihren Nerven und Ihrem Geist Erholung.

Sie könnten etwa die Flut an Informationen und Ablenkungen einschränken, denen Sie sonst allenthalben begegnen. Vielleicht gelingt es Ihnen, täglich eine Mittagsruhe einzuhalten und etwas früher als sonst schlafen zu gehen. Schonen Sie sich rundum, wann immer es möglich ist.

Dies muss nicht heißen, dass man eine zweiwöchige Mayr-Kur zu Hause, wie hier vorgestellt, nur im Urlaub machen kann. Sie ist auch während des Berufsalltags möglich, allerdings sollte die Belastung dann nicht übermäßig hoch sein, beispielsweise keine langen Autofahrten beinhalten. Auch kräftezehrender Leistungssport ist während des Fastens nicht zu empfehlen.

Die Säuberung

Seit jeher steht das Fasten im Zeichen innerer Reinigung, sowohl in körperlicher als auch seelisch-geistiger Hinsicht. Fasten entschlackt und macht den Kopf wieder frei. Die im gesamten Organismus spürbare Säuberungswirkung geht in erster Linie auf die Reinigung des Darms zurück, die während einer Mayr-Kur mit Nahrungsverzicht, Bittersalzgaben und eventuell Einläufen oder in moderner Form mit Colon-Hydro-Behandlungen erzielt wird. Ein von »Verschmutzungen« befreiter Darm belastet den Organismus nicht mehr und wird aktiver im Bereich der Blut- und Säftereinigung.

Die Mayr-Kur dient der Regenerierung und Reiningung des Darms von Giftstoffen, die sich Tag für Tag in ihm ansammeln.

Die drei Prinzipien der Mayr-Kur

- **Die Schonung** Damit sind die Entlastung und die Erholung der Verdauungsorgane und des gesamten Organismus durch Fasten oder durch eine geeignete Schonkost gemeint. Während der Kurtage sollte man ganz allgemein Körper, Geist und Seele mehr Ruhe gönnen.
- **Die Säuberung** Tägliche Darmreinigungsmaßnahmen mit Hilfe einer Bittersalzlösung sowie die stark eingeschränkte Ernährung haben die Säuberung der Verdauungsorgane, die Entgiftung und Entsäuerung der Gewebe zum Ziel. Auch viel Trinken, körperliche Bewegung und Schwitzen unterstützen die Entschlackung des Körpers.
- **Die Schulung** Ziel der Schulung ist eine optimale Verdauungsleistung. Sie umfasst ein Darmtraining durch eine fachgerechte manuelle Bauchmassage oder Verdauungsgymnastik. Es wird richtiges Essen und Kauen eingeübt, das später möglichst beibehalten werden sollte.

Entschlackung der Gewebe

Neben der Darmreinigung entfaltet beim »Mayrn« auch das Abschmelzen von Pfunden eine erhebliche Säuberungswirkung im Organismus.

Es ist wissenschaftlich erwiesen, dass der Körper beim Fasten immer erst überflüssige, degenerierte oder zu krankhaften Veränderungen neigende Gewebe abbaut, bevor gesundes, erhaltungswürdiges Körpermaterial aufgezehrt wird. Darüber hinaus werden schädliche Stoffwechselendprodukte, die sich in Zeiten der Überernährung in Fettgewebe und andere Bereiche des Organismus eingelagert haben, während der Kur ausgeleitet.

Je mehr Flüssigkeit, umso besser für den ganzen Körper! Zwei bis drei Liter am Tag sind Minimum.

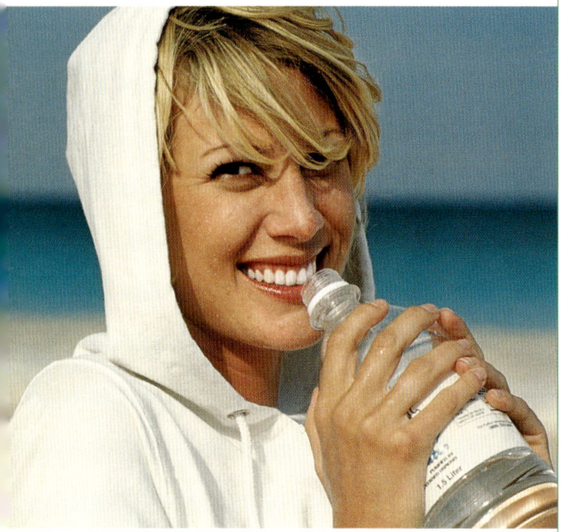

Reservedepots werden mobilisiert

Die Entschlackung setzt ein, sobald kein Nährstoffnachschub mehr erfolgt. Zuerst wird dem Blut und der Zellzwischenraumflüssigkeit alles entzogen, was noch der Ernährung dienen könnte. Dadurch bauen sich überflüssige Blutfette und zur Säurebildung neigende Eiweißreste ab. Dann schaltet der Organismus auf »innere Ernährung« um und gewinnt seine Energie aus Reservedepots, vor allem aus den Fettzellen. Dabei lösen sich auch darin enthaltene Schlacken und sogar eingelagerte Umweltgifte und verlassen über die großen Ausscheidungssysteme Darm, Nieren, Lunge und Haut den Körper.

Um die Entgiftungs- und Entschlackungsarbeit des Organismus beim Fasten zu unterstützen, sollte man nicht nur Darmreinigungsmaßnahmen durchführen, sondern auch viel trinken (regt die Nierentätigkeit an), sich körperlich bewegen (fördert die Ausscheidungen über Lunge und Haut) und öfter ins Schwitzen geraten (aktiviert die Schweißdrüsen).

Woran man die Entgiftung erkennt

Dass die Entgiftung in Gang gekommen ist, stellt man an typischen Fastenreaktionen wie kräftig riechendem Schweiß, Mundgeruch, einer belegten Zunge oder dunklem Urin fest. Diese Erscheinungen dauern in der Regel nur wenige Tage, bis die hauptsächliche Giftflut den Körper verlassen hat.
Mit fortschreitender Entgiftung lässt bei den Fastenden allmählich auch eine gewisse Anspannung nach. Muskeln und Gewebe werden lockerer, die Gelenke biegsamer, und man hat sich in den neuen Ess-, Trink- und Lebensrhythmus eingefunden. Die Augen werden klarer, die Haut verjüngt sich, und die Lebensenergie nimmt spürbar zu.

Die Waage zeigt Erfolge an

Besonders gerne werden die meisten den Entschlackungsprozess auf der Waage mitverfolgen. Im Rahmen des Großreinemachens beim Fasten werden auch Kochsalzüberschüsse im Organismus abgebaut. Da das Salz Wasser in den Geweben bindet, kommt es gleichzeitig zu einer Entwässerung mit bis zu einem Kilogramm Gewichtsabnahme täglich. Dieser schöne Anfangserfolg reduziert sich jedoch nach zwei, drei Tagen auf einige hundert Gramm pro Tag, da dann der Salz- und Wasserhaushalt des Körpers normalisiert ist. Dafür stellt die Gewichtsabnahme ab dann eine echte Fettschmelze dar.

Darmreinigung durch Bittersalz

Bittersalz (Magnesiumsulfat, in der Apotheke erhältlich) ist eines der gebräuchlichsten milden Abführ- und Darmreinigungsmittel. Während der ganzen Kurdauer trinkt man es morgens in Wasser gelöst. Die bittere Lösung durchrieselt den Verdauungstrakt in, wie Mayr sagte, »der natürlichen Richtung von oben nach unten« und befreit ihn von Altlasten und Rückständen. Mit fortschreitender Kurdauer wird der Stuhl goldgelb und

Info

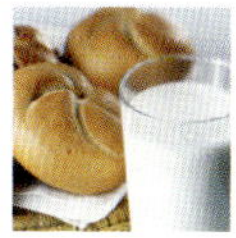

Während der Kur kommt es häufig zu unangenehmem Schweiß- und Mundgeruch, zu scharfem Geruch des Urins, zu verklebten Augen und belegter Zunge. Das liegt an der verstärkten Ausscheidung von Giftstoffen, Schlacken und Säuren aus dem Körper.

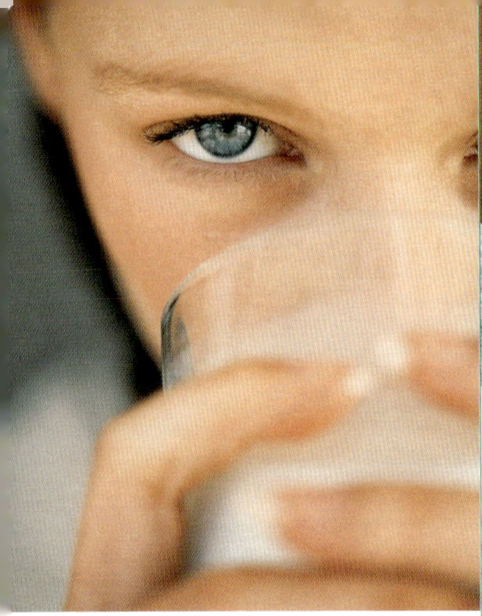

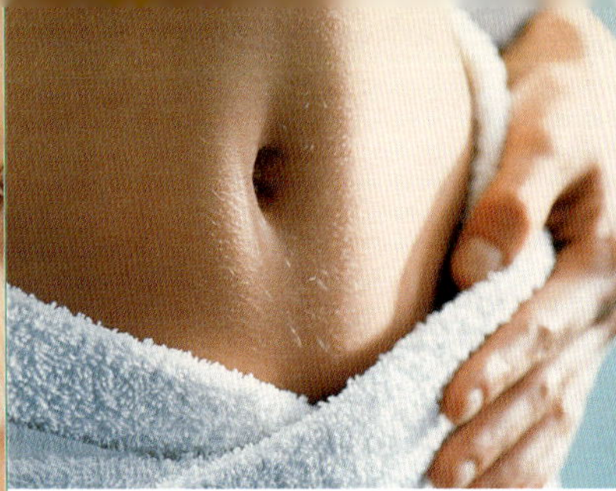

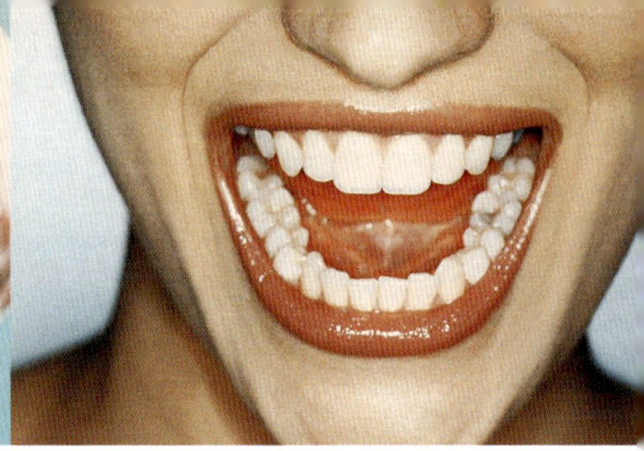

Eine gesunde Verdauung fängt bereits beim Kauen an – je länger, umso besser.

nahezu geruchlos, ähnlich wie bei einem Säugling, was die säubernde Wirkung des salinischen Mittels unmittelbar anzeigt. Erst die Darmreinigung mit Hilfe von Bittersalz macht die Kur zu einer Mayr-Kur. Sie hilft nicht nur dabei, den Darm von unerwünschten Altlasten zu befreien. Sie ist auch wegen eines speziellen Fasteneffekts notwendig.
In einem fast vollständig entleerten Darm erfolgt ohne das Abführmittel kaum mehr eine Transportbewegung. Rückstände könnten sich festsetzen. Sie würden Fäulnis- und Gärungsprozessen unterliegen und Fastenkrisen mit Kopfschmerzen und Verstimmtheiten auslösen.

Die Schulung

Was dem Hanseaten sein Rundstück, dem Berliner seine Schrippe, ist Bayern und Österreichern ihre Semmel. Gemeint ist immer ein- und dasselbe, ein Brötchen, das aus Weißmehl gebacken wurde. Die Bezeichnung »Semmel« geht auf lateinisch »simila« für feines Weizenmehl zurück.

Schulung nach F. X. Mayr bedeutet Schulung des Darms mit Hilfe von Bauchmassagen und Verdauungsgymnastik. Auch gesundes Kau- und Essverhalten wird eingeübt, um den Darm während der Kur maximal zu entlasten und für die Zeit nach der Kur in dieser Hinsicht besser konditioniert zu sein.

Darmtraining durch Bauchmassage

Der Darm soll im Verlauf der Kur dazu erzogen werden, seine Verdauungsaufgaben wieder optimal zu erfüllen. Als Training für den Darm empfahl Mayr eine von ihm entwickelte spezielle sanfte Massagetechnik, die manuelle Bauchbehandlung. Sie hat zum Ziel, die Verdauungsdrüsen zu aktivieren und die Darmtätigkeit anzuregen.

Die Ess- und Kauschulung

Anhand von Milch und Semmeln wird bei der Mayr-Kur ein neues, besseres Essverhalten einstudiert. Man sollte es während des Kurverlaufs möglichst so verinnerlichen, dass man es später automatisch auch im Alltag beibehält.
Zu diesem Schulungsprogramm zählt das gute Kauen und Einspeicheln der Nahrung ebenso wie beispielsweise langsames Essen. Dadurch wird es überhaupt erst möglich, die Sättgungssignale des Körpers wahrzunehmen und rechtzeitig mit dem Essen aufzuhören.

Die Zähne müssen arbeiten

»Der Magen hat keine Zähne«, formulierte F. X. Mayr und »gut gekaut ist halb verdaut«, weiß der Volksmund. Damit ist das Wesentliche eigentlich schon gesagt.
Jeder Bissen, den man zu sich nimmt, sollte lange und gründlich gekaut werden. Dies gilt nicht nur für feste, sondern auch für weiche und sogar flüssige Nahrung. Jeder Bissen sollte so gut gekaut und eingespeichelt werden, dass man einen flüssigen Brei hinunterschluckt, der dann vom Magen optimal aufgenommen werden kann.
Die bei der Mayr-Kur verzehrte Kursemmel ist zwar Fastenspeise, dient aber in erster Linie als »Kautrainer« und soll die Speicheldrüsen tüchtig anregen. Die Speicheldrüsen, die bei vielen Menschen verkümmert sind, können durch bewusstes und ausdauerndes Kauen ebenso trainiert werden wie z. B. wenig beanspruchte Muskeln.

Neue Geschmackserlebnisse

Gründliches Kauen bewirkt auch, dass man seine Nahrung richtig »aussschmeckt«, wie Mayr es formulierte. Für viele Schnell- und Vielesser ist dies der Eintritt in ganz neue geschmackliche Dimensionen.

Info

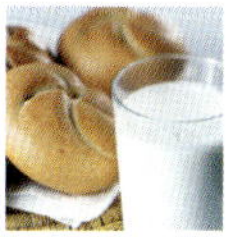

Eine fachgerechte manuelle Bauchbehandlung kann nur ein geschulter Mayr-Arzt ausführen. Es gibt aber auch Möglichkeiten zur Selbstmassage (siehe Seite 71), wenn man die Mayr-Kur für sich, ohne ärztliche Begleitung, machen möchte.

Nach einer Mayr-Kur entpuppen sich stark gewürzte und gesalzene Speisen wie Hamburger oder Bratwürste schon nach einigen Kaubewegungen als fader Einheitsbrei. Dagegen gewinnt Rohkost mit längerem Kauen deutlich an Aroma. Deshalb wird, wer gut kaut, mit Sicherheit allmählich den Speisezettel automatisch auf vollwertigere Kost umstellen.

Die Mayrschen Essregeln

- Essen Sie erst, wenn Sie wirklich Appetit verspüren und nicht weil zufällig gerade Essenszeit ist.

- Nehmen Sie sich für jede Mahlzeit genügend Zeit, mindestens eine halbe Stunde.

- Wer sehr gestresst ist, sollte sich vor der Mahlzeit eine kleine Ruhepause (möglichst liegend) gönnen. So können sich die Verdauungsorgane auf die kommende Nahrung einstimmen. Zudem isst man ausgeglichen weniger und mit mehr Genuss.

- Widmen Sie sich beim Essen ausschließlich dieser Tätigkeit. Lenken Sie sich nicht durch Zeitung lesen, Fernsehen oder heiße Diskussionen ab. Unangenehme Themen sollten nicht bei Tisch erörtert werden.

- Nehmen Sie immer nur kleine Happen in den Mund. Kauen Sie jeden Bissen so lange (30- bis 40-mal), bis die Speise im Mund flüssig geworden ist. Schmecken Sie die einzelnen Geschmacksbestandteile bewusst heraus.

- Trinken Sie nichts zu den Mahlzeiten. Das verringert die Wirkung von Verdauungsenzymen und erschwert die Fettverdauung. Eine viertel Stunde vor bis eine Stunde nach der Mahlzeit sollten sie sich des Trinkens enthalten.

- Nehmen Sie das Abendessen möglichst nicht später als 17.30 Uhr zu sich. Es sollte leicht verdaulich sein. Meiden Sie backfrisches Brot, Obst oder rohes Gemüse.

Stunde vor bis eine Stunde nach der Mahlzeit sollten Sie sich des Trinkens enthalten.

- Hören Sie auf zu essen, sobald Sie ein leichtes Gefühl der Sättigung verspüren. Sie dürfen den Rest ruhig auf Ihrem Teller liegen lassen!

- Legen Sie nach dem Frühstück und Mittagessen jeweils eine Essenspause von vier bis fünf Stunden ein.

- Naschen Sie nicht zwischendurch Kalorien- und Fettreiches.

- Es ist sehr bekömmlich, wenn Sie gelegentlich als Abendmahlzeit nur etwas Gemüsebrühe oder eine trockene Semmel zu sich nehmen.

Die moderne Form der Mayr-Kur

Der Kern der Mayr-Kur hat der kritischen Begutachtung in den vergangenen Jahrzehnten immer standgehalten. Einige Kurmaßnahmen wurden allerdings ein wenig modifiziert, ergänzende Anwendungen, Diätempfehlungen und medizinische Techniken kamen hinzu.

Sanfte Übergänge

Früher begann eine Mayr-Kur mit einigen Tagen strikten Teefastens. Die Kurpatienten nahmen dann ausschließlich flüssige Nahrung in Form von Kräutertees, Mineralwässern und Gemüsebrühe zu sich. Darauf folgte die Milch-Semmel-Schondiät, die so lange dauerte (oft mehrere Wochen, manchmal sogar Monate), bis sich die jeweiligen Symptome besserten. Dann wurde die Kur recht plötzlich abgebrochen.
Bei der neuen Form der Mayr-Kur wird auf das reine Teefasten weitgehend verzichtet, weil es gerade an reichhaltige Nahrung gewöhnten Patienten oft zu schwer fällt und dann die gesamte Kur gefährdet ist. Heute startet man die Kur stattdessen mit einer sanften, besonders verdauungsfreundlichen Diät. Der Magen verkleinert sich in diesen Tagen, und die sich anschließende Milch-Semmel-Zeit, das eigentliche Fasten, ist dann, was das Durchhalten betrifft, kaum mehr ein Problem. Die Kur endet, wie sie begonnen hat, mit einer ausleitenden Diät, die sich über einige Tage erstreckt und einen sanften Übergang zur normalen Kost darstellt.

Dinkel bevorzugt

Die bei der Mayr-Kur verzehrte Kursemmel sollte immer aus einfachem Weizenmehl bestehen, bei dem die nährstoffreichen Randschichten des Korns ausgesiebt wurden. In ernährungsphysiologischer Hinsicht ist so ein Weißmehlbrötchen nicht

Info

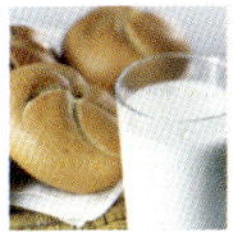

F. X. Mayr wollte seine Therapieform nie als unumstößliches Manifest verstanden wissen. Im Gegenteil, er ermunterte seine Schüler, stets aufs Neue zu prüfen, ob sein Konzept auch den fortschreitenden wissenschaftlichen Erkenntnissen entspräche, und forderte sie auf, es gegebenenfalls zu verbessern.

besonders wertvoll. Es ist jedoch quellfähig und leicht verdaulich und stellt von daher die optimale Schonkost dar. Richtig gelagert erhält es eine bestimmte (etwas zähe und trockene) Konsistenz, die für das Erlernen des richtigen Kauens und Einspeichelns von Bedeutung ist. In vielen Kurbetrieben bevorzugt man heute stattdessen ein Vollwert-Dinkelbrötchen, wie man es in Reformhäusern oder Naturkostläden erhält. Dinkel ist eine alte Getreideart, ein Vorläufer des Weizens, die heute wieder an Bedeutung gewinnt. Der Vorteil der Dinkelsemmel besteht darin, dass sie basisch verstoffwechselt wird. Weizenprodukte dagegen sind Säure bildend. Wer in seiner Umgebung Dinkelbrötchen erhält, sollte diese bevorzugen. Wer sie nicht bekommt oder verträgt, bleibt bei der Weißmehlsemmel.

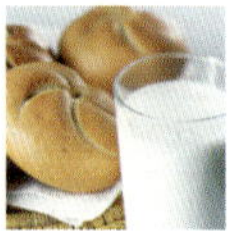

Info

Eine Alternative zu den Kursemmeln sind übrigens auch Knäckebrote, die ohne Treibmittel (Hefe) gebacken wurden, wie z. B. helles Roggenknäckebrot. Die meisten Menschen essen viel zu viele Lebensmittel, die sauer verstoffwechselt werden, wie beispielsweise Fleisch, Eier und Kohlenhydrate. Natürlich tragen auch Kaffee, Schwarztee, Zucker und Alkohol dazu bei, den Körper zu übersäuern.

Basenbrühe und Eiweißzugaben

Früher wurde das Milch-Semmel-Fasten ohne jede weitere Essenszulage praktiziert. Dies ist auch heute noch so, aber nicht mehr für so lange Zeit. Schon nach ein paar Tagen stehen auch eine klare Gemüsebrühe ohne Einlagen, eine so genannte Basenbrühe, und geringe Eiweißzugaben aus Quark, Weichkäse oder Tofu auf dem Speisezettel.

Wird nämlich zu wenig Eiweiß aufgenommen, so hat sich gezeigt, schaltet der Stoffwechsel zu radikal auf Sparflamme um und rationiert auch den Fettabbau, was die Entschlackung und das Abnehmen langsamer vonstatten gehen lässt.

Basenpulver

Mittlerweile ist es bei allen Mayr-Kuren Usus, dreimal täglich Basenpulver einzunehmen. Es enthält lebenswichtige Mineralstoffe, die den Körper bei der Basenbildung unterstützen und anfallende Säuren neutralisieren. Dies ist beim Fasten oder einer Schondiät besonders wichtig, weil aufgrund der Fettschmelze viele Fettsäuren sowie – entschlackungsbedingt – ausscheidungspflichtige Säuren im Organismus freigesetzt werden. Das Basenpulver beugt einer Übersäuerung wirksam vor, gleicht Mineralstoffmängel aus und mildert mögliche negative Fastenerscheinungen. Gutes Basenpulver sollte einen möglichst hohen Anteil an Natriumbikarbonat bzw. Natriumhydrogenkarbonat aufweisen.

Basenpräparate (z. B. Bullrich's Vital, Basica) sind in der Apotheke erhältlich. Das Basenpulver nach Rauch, wie es weiter unten aufgeführt ist, wird Ihnen in der Apotheke auf Wunsch hergestellt.

Die Verdauungsdrüsen anregen

Mayr-Ärzte verordnen ihren Kurpatienten oft auch Präparate, die die Verdauungsdrüsen stimulieren, um einem Nachlassen von deren Aktivität während des Fastens entgegenzuwirken. Dies ist in vielen Fällen sinnvoll, um die abführende Wirkung des Bitterwassers noch zu verstärken.

Man sollte solche Mittel wie Legapas, Legalman oder Bittersegen aber nicht ohne medizinischen Rat einnehmen. Sie sind zwar rein pflanzlichen Ursprungs und in der Apotheke rezeptfrei erhältlich, können aber auch Nebenwirkungen haben. Normalerweise nimmt man sie nur bei Verstopfung (Obstipation).

Tipp

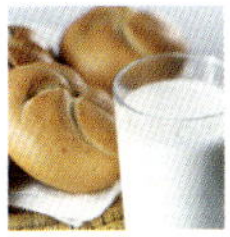

Bittersalzlösung am Morgen auf nüchternen Magen kostet so manche Menschen einige Überwindung. Verfeinern Sie den Trank doch mit einigen Tropfen Zitronensaft. Dadurch nehmen Sie gleichzeitig Vitamin C auf.

Basenpulver nach Rauch

Natriumhydrogenkarbonat ($NaHCO_3$)	85 g
Kalziumkarbonat ($CaCO_3$)	60 g
Magnesiumzitrat (Mg.citric.)	20 g
Kaliumzitrat (K.citric.)	15 g
Kaliumhydrogenkarbonat ($KHCO_3$)	10 g
Natriumphosphat (Na.phos.)	10 g

Die geeigneten Kurformen

Es bieten sich drei verschiedene Möglichkeiten an, eine Mayr-Kur zu machen:

- In einer Kurklinik (stationär oder ambulant)
- Zu Hause unter ambulanter Betreuung
- Zu Hause in eigener Regie

Jede dieser Kurformen bietet bestimmte Vor- und Nachteile, die im Folgenden näher beschrieben werden.

Zur Krankheitstvorbeugung und zur Stabilisierung Ihrer Gesundheit sollten Sie die Mayr-Kur regelmäßig einmal pro Jahr durchführen.

In einer Kurklinik

Dies ist vor allem für jene am günstigsten, die aus gesundheitlichen Gründen fasten müssen, sich also nicht ganz freiwillig dazu entschließen. Von der kurärztlichen Betreuung über professionelle Bauchmassagen bis hin zu individuell gestalteten Darmreinigungs- und Ernährungsplänen ist alles exakt vorgegeben. Das Angebot an kurbegleitenden Maßnahmen ist reichhaltig. Und aus Erfahrung weiß man, dass die Gesellschaft Gleichgesinnter beim Fasten von großem Vorteil ist.

So ein Kuraufenthalt ist nicht ganz billig, aber wenn die Kur (zur Vorsorge oder als Heilmaßnahme) als medizinisch notwendig erachtet wird, übernimmt die Krankenkasse bei stationärem Aufenthalt, mit Ausnahme einer geringen Eigenbeteiligung, die Kosten in voller Höhe.

Die Milch ist neben der Kursemmel der zweite wichtige Bestandteil der Mayr-Kur.

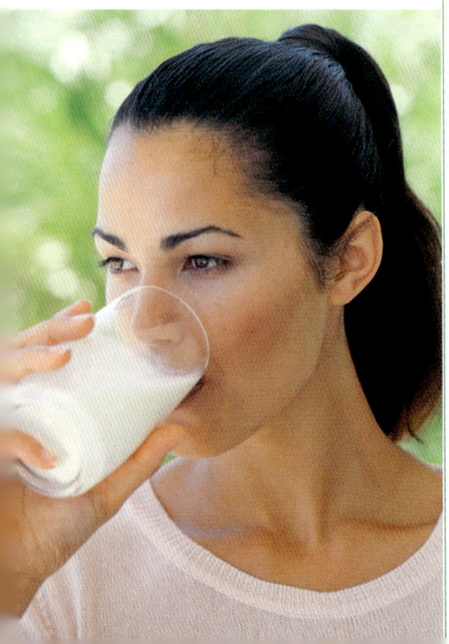

Auch ambulant durchführbar

Wird die Kur ambulant am Kurort durchgeführt, werden kurärztliche Behandlung, Heilmittel sowie ärztlich verordnete Anwendungen bis auf eine kleine Selbstbeteiligung von den Krankenkassen erstattet.

Für Unterkunft und Verpflegung sind Zuschüsse üblich. Eine Grundkur dauert üblicherweise drei Wochen, bei Bedarf ist eine Verlängerung um zwei Wochen möglich. Erster Ansprechpartner ist in der Regel der Hausarzt. Man kann sich auch direkt mit einer der Mayr-Kurkliniken in Verbindung setzen, die gerne Auskunft über das übliche Prozedere erteilen.

Ambulant betreut zu Hause

Die Mayr-Kur kann normalerweise problemlos zu Hause, in den eigenen vier Wänden durchgeführt werden. Für Patienten, die die Kur wegen bestimmter Beschwerden absolvieren, wäre es jedoch ratsam, sich in dieser Zeit ambulant von einem Mayr-Arzt betreuen zu lassen. Das Arzthonorar wird allerdings nur in wenigen Fällen von den Kassen übernommen. Es beinhaltet (bei einer dreiwöchigen Kur):

- Eine eingehende Erstuntersuchung
- Die Beurteilung Ihres Gesundheitsstatus nach den Mayrschen Kriterien
- Genaue Anleitungen für die Kur mit Hinweisen auf ergänzende Anwendungen
- Etwa sechs manuelle Bauchbehandlungen
- Eine Abschlussuntersuchung samt Resümee

Die Kosten belaufen sich auf mehrere hundert Euro. Jeder Mayr-Arzt wird Ihnen gerne einen unverbindlichen Kostenvoranschlag erstellen. In größeren Städten werden oft auch Gruppenkurse angeboten, die günstiger sind. Der Zusammenhalt, den die Gruppe bietet, erleichtert das Fasten ungemein.

Kuren auf eigene Faust

Wenn Sie gesund sind oder nur leichte Beschwerden verspüren, können Sie eine 14-tägige Mayr-Kur, wie sie im Folgenden vorgestellt wird, jederzeit in eigener Verantwortung absolvieren. Ärztliche Begleitung ist nützlich, aber nicht unbedingt nötig. Sollten jedoch Probleme auftauchen, müssen Sie sich umgehend mit einem Mayr-Arzt, einem Heilpraktiker oder dem Hausarzt in Verbindung setzen.

Tipp

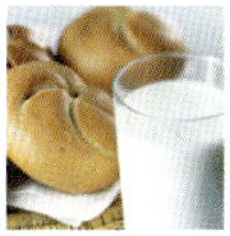

Vieles spricht dafür, eine Mayr-Kur stationär oder auch ambulant betreut durchzuführen. Der ärztliche Beistand verleiht mehr Sicherheit, vor allem, wenn es sich um ein Kurdebüt handelt.

Das Kurprogramm für zu Hause

Krank fühlen Sie sich nicht, aber auch schon lange nicht mehr so richtig wohl? Dann ist es höchste Zeit für eine Regenerationskur à la Mayr, die Sie wieder aufblühen lässt. Alles, was Sie dazu brauchen, sind ein fester Entschluss und zwei Wochen ohne Stress und Hektik ganz für sich.

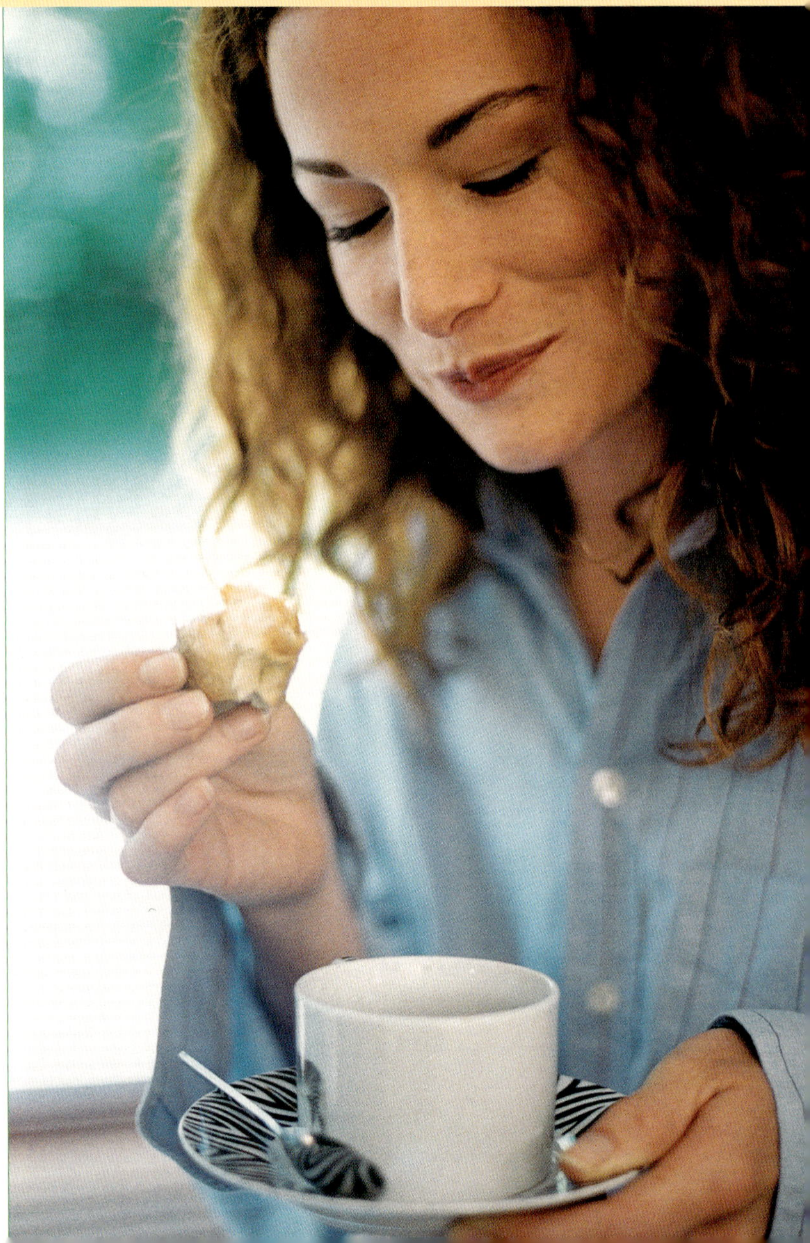

14 Tage für Körper und Seele

Das Zwei-Wochen-Programm ist so aufgebaut, dass es keine Durchhalteprobleme geben dürfte und keine unzumutbaren Verzichtsleitungen erbracht werden müssen. Das Programm startet mit zwei Tagen Vorkur, bei der Sie den Speiseplan innerhalb abgesteckter Grenzen selbst bestimmen. Es folgen sieben Tage mit einer Milch-Semmel-Schondiät und Maßnahmen für eine erfolgreiche Darmsanierung. Die fünf anschließenden Tage des Nahrungsaufbaus sind als Überleitung zu einer neuen, bewussteren Ernährungsform von wesentlicher Bedeutung. Wer dieses Programm während des normalen Berufsalltags durchführen möchte, sollte es wegen der Darmreinigungsmaßnahmen morgens nicht zu eilig haben.

Das Kurprogramm umfasst eine zweitägige Vorkur, danach sieben Milch-Semmel-Tage und zum Abschluss fünf Aufbautage.

Die Motivation stärken

Wer eine Fastenkur machen möchte, überlegt sich am besten vorher, wen er in seine Pläne einweihen will. Sicherlich den Partner, die Kinder, da sie ja direkt betroffen sind. Im weiteren Bekanntenkreis wird man jedoch am besten von Fall zu Fall entscheiden. Denn was man während der Fastentage nicht brauchen kann, sind Tipps und Ratschläge, die demotivieren, vielleicht sogar die eigene Entschlossenheit ins Wanken bringen (könnten). Man bekommt zu hören, dass man blass, elend und abgemagert aussehe und dass dies der Gesundheit doch nicht zuträglich sein könne. Nicht selten handelt es sich bei den Ratgebern um solche, die selbst eine Kur nötig hätten, bei denen es aber an Entschlusskraft und Durchhaltevermögen mangelt. Je weniger Sie von Ihren Kurabsichten erzählen, desto weniger kann man Ihnen »dreinreden«.

Schon der Prophet Mohammed wusste: »Die Beherrschung der Kost ist die Mutter aller Heilmittel.«

Keine Angst vor Hunger

Was das Problem des Hungerns betrifft, so schrieb F. X. Mayr nach einer 14-tägigen Fastenkur, bei der er nur frisches Quellwasser trank (und das ist viel weniger, als Sie zu sich nehmen): »Eine Fastenkur ist keine Hungerkur, sondern eine Rastkur für den Darm.« Insbesondere wies er darauf hin: »Man wird nicht von Tag zu Tag hungriger, wenn man nichts isst, und schließlich wahnsinnig vor Hunger, zu einem Kannibalen, außer man suggeriert sich solches. Wahr ist, dass man die ersten drei bis fünf Tage zur Zeit der üblichen Mahlzeiten etwas Hunger verspürt, aber gewiss keinen rasenden Hunger.«

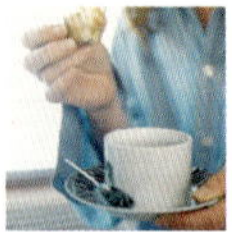

Tipp

F. X. Passagesalz (Apotheke) schmeckt weniger bitter als Bittersalz. Geben Sie hiervon 2 Teelöffel auf 1/4 Liter Wasser. Beide salinischen Abführmittel lassen sich geschmacklich etwas verbessern, wenn man sie in Kräutertee auflöst und warm trinkt.

1. und 2. Tag – die Vorkur

Die Vorkur dient als sanfte Hinführung zu den strengeren Fastentagen mit Milch und Semmeln. Sie ernähren sich zwei Tage lang knapp und essen nur leicht Verträgliches. Durch die Vorkur kommt es nicht zu einer abrupten Umschaltung von der äußeren auf die innere Ernährung, sondern der Organismus kann sich allmählich umstellen. Die reduzierte Kost bewirkt schon eine vorsichtige Entwässerung und Entgiftung des Körpers sowie eine Entlastung des Magen-Darm-Kanals.

Morgens Bitterwasser trinken

Beginnen Sie jetzt mit den Darmreinigungsmaßnahmen, indem Sie jeden Morgen ein Glas Bitterwasser trinken. Lösen Sie in einem viertel Liter körperwarmem Wasser einen gestrichenen Teelöffel Bittersalz auf. Fügen Sie bei Bedarf zur Geschmacksverbesserung einige Tropfen Zitronensaft hinzu. Trinken Sie das Glas zügig aus. Nach dem Bitterwassertrunk kommt es bei manchen schon nach wenigen Minuten, bei anderen erst nach einer halben oder dreiviertel Stunde zu einer oder mehreren, meist recht heftigen Darmentleerungen. Sie sollten sich deshalb rechtzeitig in die Nähe einer Toilette begeben. Wichtiger Hinweis: Nehmen Sie Bittersalz ohne ärztliche Aufsicht nicht länger als 14 Tage ein! Bei akuten, entzündlichen Erkrankungen der Leber oder des Darms müssen Sie ganz darauf verzichten. Bei Nierenfunktionsstörungen oder wenn Sie Herzmittel einnehmen (Digitalis, Strophantin) Bittersalz nur nach Rücksprache mit dem Arzt verwenden!

Basenpulver ist ein gutes Mittel, um einen übersäuerten Organismus zu regulieren. In reduzierter Form eignen sich hierfür auch Nahrungsmittel, die vom Körper basisch verstoffwechselt werden, wie es bei vielen Gemüsesorten der Fall ist.

Dreimal täglich Basenpulver

Nehmen Sie dreimal täglich vor den Mahlzeiten das Basenpulver ein (siehe auch Seite 61). Jeweils einen Teelöffel in einem viertel Liter Wasser gelöst. Wer das Basenpulver einmal vergisst, holt es frühestens eineinhalb Stunden nach dem Essen nach. Achtung: Basenpulver nie unmittelbar nach einer Mahlzeit einnehmen! Das kann zu Übelkeit führen.

Leicht und bekömmlich

Sie nehmen nur drei Mahlzeiten zu sich, Frühstück, Mittagessen und ein kleines Abendessen. Zwischen den Mahlzeiten sollten mindestens vier Stunden liegen, in denen man nichts isst. Berücksichtigen Sie die Mayrschen Essregeln von Seite 48. Bedeutsam ist vor allem gutes Kauen und Einspeicheln der Nahrung und mit dem Essen aufzuhören, sobald eine leichte Sättigung spürbar wird. Nehmen Sie sich für jede Mahlzeit ausreichend Zeit.

In der Vorkur gibt es für Frühstück und Mittagessen keine detaillierten Diätvorgaben. Sie sollten aber nur essen, was leicht und bekömmlich ist, auf Fettes (z. B. Würste, Speck, Schweinefleisch etc.) und Schweres (frisches Vollkornbrot, Hülsenfrüchte, Paniertes), auf Süßigkeiten, Alkoholisches, Bohnenkaffee, Schwarztee (auch grünen) sowie Nikotin verzichten. Blähende Gemüse (wie z. B. Kohl, Sauerkraut, Paprikaschoten) und frisches Obst sollten nur eingeschränkt verzehrt werden.

Obst ist gesund und wichtig – aber in Maßen! Zu viel Rohkost belastet die Verdauung.

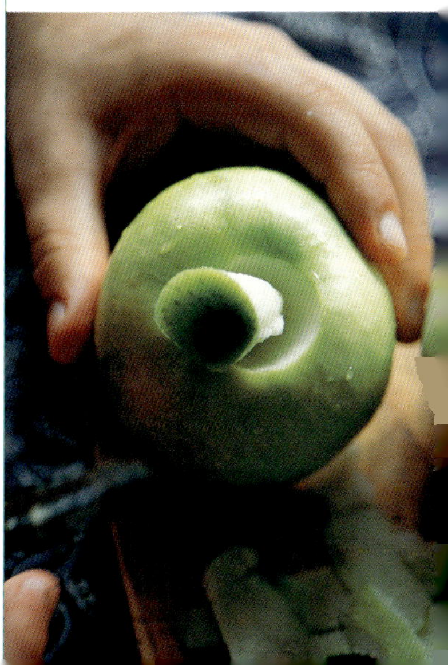

Eine ausgezeichnete Kurspeise

Basensuppen sind Gemüsepüreesuppen auf Kartoffelbasis. Sie lassen sich je nach dem hauptsächlich verwendeten Gemüse stets aufs Neue abwandeln, sind leicht bekömmlich, liefern reichlich Mineralstoffe und erleichtern es dem Organismus, Basen zu bilden. Sowohl bei der Vorkur als auch bei den Aufbautagen sollten sie (mit einer Mayrschen Kursemmel beispielsweise) möglichst oft als Mittagsmahl eingesetzt werden. Auch zur gesunden Ernährung nach der Mayr-Kur dienen sie als wohlschmeckende und magenfreundliche Vitalstoffspender.

Menüvorschläge für die Vorkur

Sie können die Vorkur auf drei bis vier Tage oder sogar eine ganze Woche ausdehnen, ehe Sie zu den Milch-Semmel-Tagen übergehen. Manche machen die Vorkur einfach zur Kur. Wer das Programm zwei Wochen durchhält, erzielt auch ohne anschließendes Fasten sanfte Reinigungserfolge.

Frühstück

- Löffeln Sie ein Glas Buttermilch oder ein Magermilchjoghurt mit einem Teelöffel Leinsamen. Das bindet Giftstoffe im Darm und wirkt durch den hohen Ballaststoffanteil der Leinsamen verdauungsfördernd.
- Essen Sie zwei Knäckebrote mit magerem Käse, einem weich gekochten Ei oder einer Scheibe Schinken. Dazu zwei Tassen Kräutertee.

Mittagessen

- Gedünstetes Gemüse und Pellkartoffeln bzw. Naturreis. Als Beilage gegrillter Fisch, Geflügel oder mageres Fleisch.
- Als Alternative: Basensuppe mit einer trockenen Semmel.

Abends spartanisch

- Zum Abendessen gibt es lediglich zwei bis drei Tassen Kräutertee mit einem Teelöffel Honig und einigen Tropfen Zitronensaft. Dadurch werden die Verdauungsorgane in der Nacht, also während ihrer natürlichen Ruhepause, besonders entlastet. Nehmen Sie den Tee wie eine Mahlzeit ein, am gedeckten Tisch und löffelweise.

- Wer sehr hungrig ist, verspeist zum Tee eine zwei Tage alte, in Scheiben geschnittene Semmel. Man darf die Scheiben auch mit ganz wenig Butter und Honig bestreichen. Aber die Semmel richtig essen und einspeicheln wie bei den Milch-Semmel-Tagen (siehe Seite 60ff.) beschrieben.

Rezept Basensuppe (für 2 Personen)

2 mittelgroße Kartoffeln, 300 g Gemüse (wie Karotten, Fenchel, Petersilienwurzel, Spargel, Sellerieknollen), 0,5 l Gemüsebrühe (Instant- oder Basenbrühe, siehe Seite 68), nach Belieben getrockneter Majoran oder Thymian, 1 Lorbeerblatt, Pfeffer aus der Mühle, etwas Salz, Sahne, frisch gehackte Kräuter

Die Kartoffeln schälen und ebenso wie das geputzte Gemüse in Würfel schneiden. Etwas Butter in einem Topf zergehen lassen und das Gemüse 2 bis 3 Minuten andünsten, mit Gemüsebrühe aufgießen, die Gewürze hinzufügen. Etwa 15 Minuten zugedeckt bei geringer Hitze kochen lassen, bis das Gemüse weich ist. Die Suppe mit einem Pürierstab pürieren. Bei Bedarf mit etwas Brühe verdünnen. Mit geriebener Muskatnuss und nach Belieben 1 Esslöffel Sahne verfeinern. Vor dem Servieren frische, gehackte Gartenkräuter darüber streuen.

Reichlich trinken

Schon während der Vorkur sollten Sie täglich mindestens drei Liter trinken, die Mahlzeiten nicht eingerechnet. Am besten geeignet sind dünne, ungesüßte Kräutertees, verdünnte Obst- und Gemüsesäfte sowie stille Mineralwässer. Wann immer Sie zwischendurch Appetit verspüren, sollten Sie etwas trinken. Richtiger Hunger kann so gar nicht aufkommen.

Wer bis 70 Kilogramm wiegt, sollte drei Liter täglich trinken, ab 100 Kilogramm Körpergewicht sollten es sogar fünf Liter Flüssigkeit sein.

Der Leibwickel

Wenn sich Ihnen die Möglichkeit bietet, sollten Sie sich vor dem Mittagessen eine viertel bis halbe Stunde hinlegen. Zur Entspannung und Anregung von Leber, Galle, Magen und Dünndarm ist ein warmer Leibwickel sehr zu empfehlen.

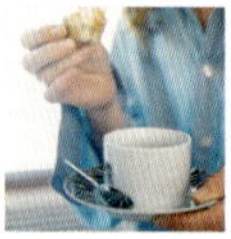

Tipp

Verzichten Sie auf den Leibwickel in der Schwangerschaft, während der Menstruation und bei akuten Erkrankungen. Falls Sie keinen richtigen Leibwickel machen wollen, genügt es, wenn Sie mit einer heißen Gummiwärmflasche auf dem Bauch ruhen.

So machen Sie einen Leibwickel

- Legen Sie sich ein feuchtheißes Handtuch auf den Bauch und darauf eine heiße Wärmflasche. Auf die Wärmflasche kommt noch ein trockenes Handtuch.
- Entspannen Sie sich mit dem Leibwickel eine halbe Stunde lang im Liegen. Wenn Sie des autogenen Trainings kundig sind, können Sie sich dazu die Formel »Sonnengeflecht strömend warm« denken.
- Nehmen Sie dann den Leibwickel ab.
- Reiben Sie zum Abschluss mit einem feuchtkalten Handtuch über den Bauch, um die Poren zu schließen.

Viel ruhen

Sie sollten sich während der ganzen Kur möglichst oft viel Ruhe gönnen. Sehr schlaffördernd ist übrigens ein kleiner Abendspaziergang. Vor dem Einschlafen könnten Sie nochmals für eine halbe Stunde einen warmen Leibwickel anlegen.

3. bis 9. Tag – die Milch-Semmel-Tage

Die kommenden sieben Tage sind die eigentlichen Fastentage. Sie sollen aber keine Hungertage sein, sondern eine »Rastkur für den Darm«, wie ihr Urheber es formulierte.

Morgens Bitterwasser

An den eigentlichen Fastentagen trinken Sie genauso wie in der Vorkur jeden Morgen gleich nach dem Aufstehen auf nüchternen Magen einen viertel Liter lauwarmes Wasser mit einem Teelöffel Bittersalz. Wenn auf der Verpackung des Bittersalzes (oder F. X. Passagesalzes) eine Dosierungsempfehlung steht, so ist sie für Kurpatienten nicht relevant. Sie ist sehr hoch, wenn Bittersalz beispielsweise als kräftiges Abführmittel vor Operationen Verwendung finden soll.

Einkaufsliste für die Milch-Semmel-Tage

- Bittersalz
- Basenpulver
- Weizen-/Dinkelsemmeln
- Vorzugsmilch
- Kräutertee
- Honig
- Zitrone oder Orange
- Mineralwasser

Ab dem 4. Tag zusätzlich:

- Basenbrühe

(Rezept siehe Seite 68)

Ab dem 5. Tag zusätzlich:

- Täglich 60 Gramm Eiweiß

(Weichkäse, Tofukäse, Mozzarella, Kräuterquark)

Auch nach der Mayr-Kur sollten Sie bei Ihrer Ernährung auf ein ausgewogenes Säure-Basen-Verhältnis achten. Besonders gute Basenspender sind z. B. Kartoffeln, Spinat, Möhren, Paprika, Oliven und Bananen.

Basenpulver und Mineralstofftabletten

Dreimal täglich, jeweils vor den Mahlzeiten, nimmt man das in Wasser aufgelöste Basenpulver (einen Teelöffel) ein. Wer sich zusätzlich mit Mineralstoffpräparaten (Kalium, Kalzium, Magnesium) versorgen möchte, nimmt sie, aufgelöst in Wasser, nach dem Essen ein, beispielsweise eine Brausetablette nach dem Frühstück und eine nach dem Mittagessen.

Die Milch-Semmel-Mahlzeiten

Jeweils zum Frühstück und Mittagessen ist eine Mahlzeit aus Semmeln und Milch vorgesehen. Da die Semmeln nicht direkt vom Bäcker auf den Teller kommen sollen, ist dafür etwas Vorausplanung nötig. Erst durch die entsprechende Lagerung wird die Semmel (aus Dinkel- oder Weißmehl) zur echten Kursemmel. Sie darf nicht so trocken sein, dass sie zerspringt, wenn Sie sie schneiden. Sie müssen sie noch eindrücken können. Nur wenn die Semmel diese Beschaffenheit aufweist, kann mit ihr auch das richtige Kauen eingeübt werden. Fertige Kursemmeln können Sie einfrieren. Tauen Sie jeweils am Vorabend so viele Semmeln auf, wie Sie für den folgenden Kurtag benötigen.

Die Konsistenz der Kursemmel ist ausschlaggebend, um das richtige Kauen und Einspeicheln zu üben.

So wird die Semmel zur Kursemmel

- Legen Sie mehrere frische Semmeln auf ein Holzbrettchen oder sauberes Tuch in einen ungeheizten, trockenen Raum.
- Lassen Sie sie je nach der Luftfeuchtigkeit zwei bis drei Tage an der Luft trocknen, ehe Sie sie verbrauchen.
- Drehen Sie die Semmeln ab und zu um.
- Bewahren Sie die Semmeln nicht in einer Plastiktüte oder einem Brotbehälter auf. Dort werden sie zu weich, bleiben zu feucht und fangen leicht zu schimmeln an.
- Sollten Sie nach einer Milch-Semmel-Mahlzeit frühzeitig wieder Hunger verspüren, waren möglicherweise die Semmeln zu frisch. Dasselbe gilt bei Blähungen.

Wie Sie die Milch-Semmel-Mahlzeit verzehren

Zelebrieren Sie Ihre Milch-Semmel-Mahlzeiten in Ruhe. Nehmen Sie alle Mahlzeiten, selbst wenn es nur Tee ist, im Sitzen und am gedeckten Tisch ein.

- Schneiden Sie eine Kursemmel in mehrere, etwa fingerdicke Scheiben.
- Beißen Sie ein kleines Stück ab, und kauen Sie es so lange (etwa 30- bis 40-mal), bis ein flüssiger, süßlich schmeckender Brei entsteht.
- Schlürfen Sie nun einen Teelöffel Milch dazu, und vermischen Sie ihn im Mund mit dem Speisebrei. Kauen Sie auch die Milch. Schlucken Sie den Bissen hinunter.
- Hören Sie auf zu essen, wenn eine leichte Sättigung eintritt. Lassen Sie stehen, was übrig ist.

Milch »essen«

»Man trinkt die Semmel und isst die Milch«, lautet die übliche Essregel der Mayr-Ärzte. Milch ist bekanntlich kein Getränk, sondern ein Nahrungsmittel. Deshalb nimmt man sie bei einer

Mayr-Kur nur in kleinen Dosen zu sich. Wichtig ist, dass zu jedem Bissen nur ein Teelöffel Milch genommen wird. Die Milch muss vom Löffel gesaugt oder geschlürft werden. Wenn Sie sie schluckweise trinken, könnten Sie vorzeitig wieder Hunger bekommen. Am besten wählen Sie Vorzugsmilch (Rohmilch), bei der nicht durch Erhitzen wertvolle Inhaltsstoffe zerstört wurden, oder eine gute Land- bzw. Frischmilch. Nicht geeignet sind H-Milch oder Schlagsahne.
Es hat sich übrigens gezeigt, dass eine Reihe von Personen mit einer Milchunverträglichkeit bei Mayrs Art, Milch zu verzehren, keinerlei Probleme bekamen.

»Three a day«

Es gibt keine Beschränkung, wie viele Semmeln Sie pro Mahlzeit essen. Je mehr es sind, desto eher drängt sich allerdings der Verdacht auf, dass zu hastig gegessen wird und erste Sättigungssignale übersehen werden.
Wer richtig kaut und die Milch langsam löffelt, wird nach dem Verzehr von ein bis zwei Semmeln normalerweise satt sein, manchen genügt bereits eine halbe. Im Durchschnitt kommen Erwachsene mit drei Semmeln pro Tag und einem halben Liter Milch sehr gut aus. Aber auch fünf Semmeln und ein dreiviertel Liter Milch am Tag wären noch in Ordnung.
Lassen Sie sich Zeit beim Essen! Sehr gut ist, wenn Sie für eine Semmel 40 bis 50 Minuten aufbringen! Erfahrene Kurpatienten sind stolz darauf, dass sie mit dem Verzehr einer einzigen Semmel schon eine ganze Stunde zugebracht haben.

Wenn Sie Milch nicht mögen

Statt der Milch können Sie zu den Semmeln auch Sauermilch, Biojoghurt oder etwas Quark nehmen. Bitte verwenden Sie keine Buttermilch, da diese Blähungen hervorrufen könnte. Wer gegen Milch eine starke Abneigung hat, kann Malzkaffee mit ganz

Tipp

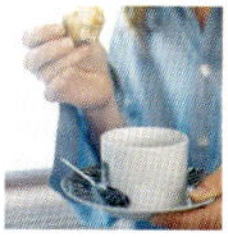

Schönheit, die von innen kommt: Die Mayr-Kur macht nicht nur schlank, sie strafft außerdem Ihre Haut, macht Ihr Haar robuster und verleiht Ihnen mehr Ausstrahlung und ein rundherum besseres Aussehen.

Lebenswichtige Inhaltsstoffe der Milch

100 Gramm Vorzugsmilch bzw. Rohmilch (= 67 kcal/279 kJ) enthalten:

- 87,5 g Wasser
- 4,8 g Kohlenhydrate
- 3,8 g Fett (gesamt)
- 3,3 g Eiweiß (Protein)
- 0,2 g mehrfach ungesättigte Fettsäuren
- 157 mg Kalium
- 120 mg Kalzium
- 92 mg Phosphor
- 48 mg Natrium
- 12 mg Cholesterin
- 12 mg Magnesium
- 2 mg Vitamin C (Ascorbinsäure)
- 0,18 mg Vitamin B2 (Riboflavin)
- 0,1 mg Eisen
- 0,1 mg Vitamin E (Tokopherol)
- 0,1 mg Niazin
- 0,02 mg Fluor
- 0,04 mg Vitamin B1 (Thiamin)
- 0,05 mg Vitamin B6 (Pyridoxin)
- 33 µg Vitamin A (Retinol)

(1 mg (Milligramm) = 0,001 g, 1 µg (Mikrogramm) = 0,001 mg)

Durch das Erhitzen gehen wertvolle Inhaltsstoffe der Milch verloren. Trinken Sie deshalb möglichst Vorzugsmilch (Rohmilch) aus dem Reformhaus oder Bioladen.

wenig Milch vermischen. Bei schwerer Milchallergie stehen Sojaprodukte aus dem Reformhaus zur Verfügung. Sie können die Milch-Semmel-Mahlzeit gelegentlich auch durch eine kleine Portion Haferbrei oder eine Weizenschleimsuppe ersetzen. Hierbei sollten Sie aber darauf achten, beides ebenfalls sorgfältig und langsam zu kauen, wenngleich das Kautraining bei diesen Speisen weniger wirkungsvoll ist.

Rezept Haferbrei

2 Esslöffel Haferflocken in 1/4 Liter kaltes Wasser rühren und einige Körnchen Salz hinzufügen. Den Brei aufkochen und 2 Minuten schwach kochen lassen, dabei umrühren. Abschließend etwas Milch dazugießen.

Rezept Weizenschleimsuppe

2 Esslöffel Weizenschrot mit 1/4 Liter kaltem Wasser verrühren. Aufkochen und 2 Minuten schwach kochen lassen, dabei umrühren. Die Suppe durch ein Sieb streichen und einige Körnchen Salz hinzufügen.

Das Abendessen

Die Abendmahlzeit besteht wie schon in der Vorkur aus zwei bis drei Tassen Kräutertee mit einem Teelöffel Bienenhonig und einigen Spritzern Zitronen- oder Orangensaft.
Es gilt der Mayrsche Grundsatz: Abends nur »wie ein Bettelmann« essen! Löffeln Sie den Tee, wie alles Flüssige bei den Mahlzeiten gelöffelt werden soll. Wer sehr hungrig ist, darf zum Tee auch einige Semmelscheiben essen. Abends sollten Sie aber keine Milch mehr dazu trinken.

Die Gewichtsabnahme sollte bei der Mayr-Kur nicht im Vordergrund stehen. Benutzen Sie sie auf keinen Fall als Hungerkur!

Nicht vergessen – viel trinken

Jede Fastenkur ist immer auch eine Trinkkur. Dadurch wird die Ausleitung von Schlacken beschleunigt, und Hungergefühle haben so gut wie keine Chancen. Wie in der Vorkur sollten Sie täglich, gleichmäßig über den Tag verteilt, mindestens drei Liter trinken. Stilles Mineralwasser, gutes Leitungswasser oder dünner, ungesüßter Kräutertee ist hierfür am besten geeignet. Bei höherem Körpergewicht ab etwa 70 Kilogramm sollten es sogar vier und mehr Liter Flüssigkeit sein. Im Gegensatz zur Vorkur sollten Sie an den Milch-Semmel-Tagen keine (verdünnten) Obst- und Gemüsesäfte trinken. Die Getränke nicht zu heiß und nicht zu kalt genießen.
Wenn Sie einmal keinen Appetit haben sollten, können Sie auf die Kursemmel natürlich jederzeit verzichten, keinesfalls jedoch auf das reichliche Trinken. Löffeln Sie dann als Mahlzeit ein bis zwei Tassen warmen Kräutertee, und trinken Sie zusätzlich Wasser.

Fasten in Kombination mit ausreichend Bewegung verbessert die Versorgung des Gehirns mit Serotonin, dem »Glückshormon« für gute Stimmung.

Rezept Kräutertee

2 Prisen Kräutertee in die Kanne geben. (1 Prise entspricht in etwa der Menge, die Sie mit drei Fingerspitzen nehmen können). 1/2 Liter kochendes Wasser darüber gießen. Den Tee nur 2 bis 3 Minuten ziehen lassen, dann abseihen. Der Kräutertee ist nicht mehr als leicht gefärbtes Wasser, weshalb die Mayr-Ärzte von ganz hellen, »blonden« Tees sprechen.

Für die Kur nicht oder nur gelegentlich geeignet sind Hibiskus- und Malventee: Beide Teesorten sind zwar sehr schmackhaft und erfrischend, aber leider zu sauer.

Für die Kur geeignete Kräutertees

- **Angelika** hilft bei Magendrücken, Blähungen, Völlegefühl
- **Baldrian** beruhigt nervösen Magen und die Nerven, fördert zudem den Schlaf
- **Birkenblätter** regt die Verdauung an
- **Brennnessel** hat blutbildende und blutreinigende Wirkung, entschlackt und entwässert
- **Eisenkraut** beruhigt die Nerven
- **Fenchel** beruhigt und wirkt gegen Blähungen
- **Gänsefingerkraut** hilft gegen Magenbeschwerden, Durchfall und Menstruationsbeschwerden
- **Johanniskraut** regt die Drüsen der Verdauungsorgane an und wirkt hervorragend gegen Verstimmungen
- **Kamille** wirkt entzündungshemmend
- **Lindenblüten** aktiviert die Immunabwehr, wirkt entgiftend
- **Melisse** beruhigt und entkrampft (Magen, Darm, Unterleib)
- **Orangenblüten** wirken beruhigend und schlaffördernd
- **Pfefferminze** hilft bei Übelkeit und Brechreiz
- **Rosmarin** lindert Blähungen, Magen- und Darmbeschwerden, belebt (beliebt als Morgentee)
- **Schafgarbe** beruhigt den Magen, regt die Nierentätigkeit an und fördert die Durchblutung
- **Zinnkraut** wirkt bei rheumatischen Beschwerden, chronischem Husten und geschwollenen Beinen

Hunger sollte nicht sein

Sollten Sie während der Milch-Semmel-Tage tatsächlich Hunger verspüren, beantworten Sie sich ganz ehrlich die folgenden Fragen:

- Hatten die Semmeln die richtige Härte?
- Habe ich die Semmeln lange genug gekaut?
- Habe ich die Milch gelöffelt?

Meist ist die Ursache des Hungers auf eine zu lockere Auslegung dieser Kurregeln zurückzuführen. Sie sollten sich auch fragen, ob es sich bei dem Gefühl in der Magengegend wirklich um Hunger handelt. Spüren Sie in sich hinein. Oft melden sich einfach nur Gelüste oder das Bedürfnis, in etwas hineinzubeißen, weil Sie es so gewohnt sind.

Eine Mayr-Kur ist keine Hungerkur und sollte auch nicht als solche verstanden werden. Wenn Sie dennoch einmal echter Hunger plagt, verspeisen Sie als Zwischenmahlzeit in der gelernten Weise eine aufgeschnittene Kursemmel und löffeln dazu zwei Tassen Kräutertee.

Ab dem 6. Kurtag gibt es Brühe

Ab dem vierten Fastentag essen Sie zu Mittag zusätzlich zur Kursemmel mit Milch einen Teller klare Basenbrühe ohne Einlagen (Rezept siehe Seite 68). Wenn Ihnen danach ist, dürfen Sie auch abends oder zwischendurch einen kleinen Teller davon löffeln. Dadurch wird das Prinzip der Schonung nicht beeinträchtigt, denn die Basenbrühe hat keine Kalorien, liefert dem Organismus aber wichtige Vitamine, Mineralstoffe und Spurenelemente. Verwenden Sie für die Brühe jedoch keinesfalls blähendes Gemüse wie Lauch, Zwiebeln, Kohl, Wirsing und Kohlrabi.

Basenbrühe ist eine wertvolle Grundzutat für Ihre Fastenmahlzeiten. Sie ist nicht mit der wesentlich reichhaltigeren Basensuppe zu verwechseln. Im Kühlschrank hält sie sich vier bis fünf

Info

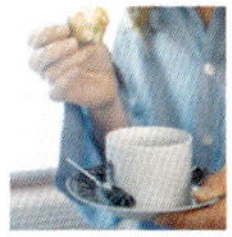

Die Mayr-Kur ist keine Hungerkur. Wer richtigen Hunger verspürt, darf etwas essen! Wahrscheinlicher ist aber bei konsequenter Durchführung des langsamen Essens und Kauens, dass Ihr Appetit sich in Grenzen hält.

Tage. Die Brühe lässt sich aber auch sehr gut auf Vorrat kochen und dann einfrieren. So haben Sie bei Bedarf immer eine Portion fertige Basenbrühe zur Hand.

Rezept Basenbrühe (für 2 Liter)

2 kg gemischtes Gemüse (Kartoffeln, Möhren, Sellerieknollen, Rote Bete, Fenchel, Petersilienwurzel, Spargel, Brokkoli, Zucchini etc.), 2 Bund frische Gartenkräuter, 1 Lorbeerblatt, 2 Muskatblüten, 2 Pimentkörner, 3 Wacholderbeeren, 3 Pfefferkörner, Meersalz, Vitam Hefewürze (aus dem Reformhaus)

Das Gemüse gründlich waschen und in kleine Stücke schneiden. Einen großen Topf mit 1 Liter kaltem Wasser auf den Herd stellen und mit den Gemüsestücken zum Kochen bringen, Kräuter (beispielsweise Petersilie, Dill, Kerbel und Thymian) und Gewürze hinzufügen. Einmal kurz aufkochen und dann etwa 60 Minuten bei mittlerer Hitze leise kochen lassen. Zum Schluss das Gemüse durch ein feines Sieb oder Leintuch abseihen. Mit wenig Meersalz und Hefewürze abschmecken.

Ab dem 7. Kurtag Eiweiß zugeben

Jetzt wird Ihr Speiseplan noch reichhaltiger. Zu Semmeln, Milch und Basenbrühe gesellt sich eine kleine Portion Eiweiß. Essen Sie nun morgens und mittags jeweils 30 Gramm von der gleichen Eiweißzugabe. Sie können sich bis zum siebten und letzten Fastentag täglich für eine andere Zugabe entscheiden oder aber eine beibehalten.

Wählen Sie zwischen Weichkäse (bis 25 Prozent Fett), Tofu oder Mozzarella, den Sie leicht salzen und pfeffern und mit fein gehackten Basilikumblättchen bestreuen. Eine Alternative ist Kräuterquark (zehn Prozent Fett).

Rezept Kräuterquark

Statt der Kräuter kann man auch 1 Teelöffel fein geriebenen Meerrettich mit dem Quark vermengen und mit wenig Salz würzen.

60 Gramm Magerquark (Portion für einen Tag) mit etwas Milch verrühren und mit 1 Teelöffel fein gewiegten Küchenkräutern wie Petersilie, Dill, Kresse, Basilikum, Borretsch oder Schnittlauch würzen. Sie können die Kräuter jeweils einzeln oder aber auch als Mischung verwenden. Mit einer kleinen Prise Meersalz abschmecken.

Darmbehandlungen während der Kur

Die Darmmassage nach F. X. Mayr

Bei der manuellen Bauchbehandlung nach Mayr tastet der Arzt den Darm gründlich ab und massiert ihn rhythmisch mit geübten Griffen. Diese Darmmassage oder »Darmgymnastik«, wie F. X. Mayr sie nannte, führt zu einer besseren Durchblutung aller Organe im Bauch (Leber, Gallenblase). Sie regt die Muskelarbeit des Darms (Peristaltik) und den Stoffwechsel an, wodurch in verstärktem Maß Stoffwechselabfälle und Schlacken aus dem Körper befördert werden. Als angenehmer Nebeneffekt stellt sich eine freiere Atmung ein.

Tut auch dem Rücken gut

Durch die manuelle Bauchbehandlung wird dieser sofort sichtbar verkleinert, verhärtete Stellen werden weich und abgesackte Därme in die richtige Lage gebracht. Der Darm wird von Blähungen befreit, und wenn man ihn beklopft, klingt er nicht mehr hohl. Nach wiederholter Behandlung bilden sich sogar Krümmungen des Rückens zurück. Die manuelle Bauchbehandlung sollte zweimal pro Woche erfolgen. Eine ambulante Behandlung kostet um 25 Euro. Die gesetzlichen Krankenkassen übernehmen die Kosten hierfür leider nicht.

Verdauungsgymnastik nach F. X. Mayr

Falls Sie sich nicht für eine professionelle Bauchbehandlung entscheiden, gibt es als Alternative die von F. X. Mayr empfohlene Verdauungsgym-

Die Mayr-Kur im Überblick

Morgens

- Bitterwasser trinken (1 Teelöffel auf 1/4 Liter Wasser)
- 45 bis 60 Minuten bis zum Frühstück warten
- Verdauungsgymnastik
- Basenpulver (1 Teelöfel in 1/4 Liter Wasser) einnehmen
- Frühstück aus Milch und Semmeln
- Ab dem 5. Fastentag/7. Kurtag zusätzlich 30 Gramm Eiweiß essen

Mittags

- Verdauungsgymnastik
- 1/4 bis 1/2 Stunde Ruhepause mit Leibwickel
- Basenpulver einnehmen
- Mittagessen aus Milch und Semmeln
- Ab dem 4. Fastentag/6. Kurtag zusätzlich 1 Teller Basenbrühe
- Ab dem 5. Fastentag/7. Kurtag zusätzlich 30 Gramm Eiweiß essen

Abends

- Basenpulver einnehmen
- 2 bis 3 Tassen Kräutertee mit Honig und Zitrone löffeln
- Bauchmassage nach Rosendorff (siehe Seite 71)

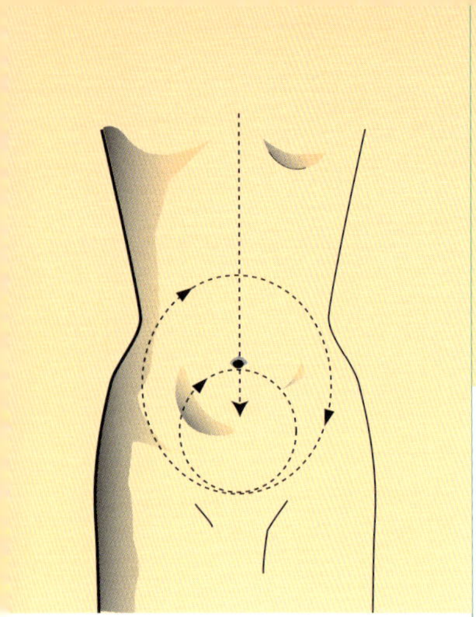

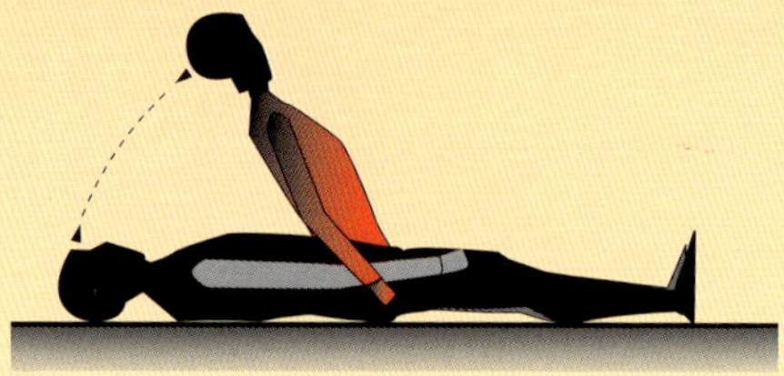

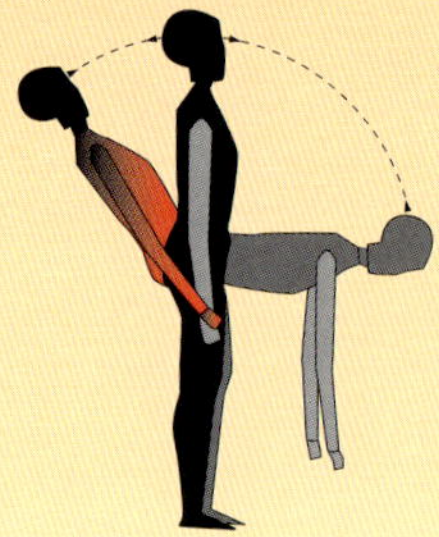

Die Darmmassage nach Mayr fördert die Durchblutung und regt den Stoffwechsel an (oben). Übung 2 (Mitte) und Übung 3 (rechts) der Verdauungsgymnastik nach Mayr.

nastik, die Sie im besten Fall morgens, mittags und abends machen sollten. Sie nimmt jedesmal 10 bis 15 Minuten in Anspruch. Legen Sie sich nach den Übungen zur Entspannung einige Minuten mit geschlossenen Augen auf den Rücken.

Übung 1

Setzen Sie sich gerade auf einen Stuhl. Atmen Sie in den Bauch. Spüren Sie, wie der Bauch sich beim Einatmen weitet und beim Ausatmen zusammenzieht. Atmen Sie lange aus, und fühlen Sie in den Bauch, wie er anschließend einatmet, ohne dass Sie selbst etwas tun müssen. Atmen Sie fünf Minuten lang ganz bewusst.

Wenn Sie sich nach einigen Fastentagen etwas schlapp fühlen, zeigt dies, dass sich Ihr Körper erfolgreich entschlackt. Auf keinen Fall sollten Sie die Kur deswegen abbrechen!

Übung 2

Legen Sie sich ausgestreckt auf den Boden. Setzen Sie sich langsam auf, ohne dabei die Arme zu Hilfe zu nehmen. Wiederholen Sie die Übung zehnmal.

Übung 3

Stellen Sie sich aufrecht hin, und legen Sie die Arme locker am Körper an. Beugen Sie den Rumpf nach vorne, bis der Oberkörper mit den Beinen einen rechten Winkel bildet. Die Arme dabei locker hängen lassen. Bis fünf zählen, dann mit dem Oberkörper langsam nach oben kommen. Beugen Sie den Oberkörper anschließend so weit wie möglich nach rückwärts, aber lassen Sie den Kopf nicht nach hinten hängen. Auch hier bis fünf zählen und dann mit dem Oberkörper langsam wieder in die Senkrechte gehen. Beide Übungen fünfmal wiederholen.

Übung 4

Stellen Sie sich aufrecht hin. Heben Sie Ihr rechtes Knie an. Umfassen Sie es mit beiden Händen, und bringen Sie nun Knie und Stirn zusammen. Bis fünf zählen und langsam zur Ausgangsstellung zurückkommen. Dann die Übung mit dem linken Bein durchführen. Jede Seite jeweils fünfmal wiederholen.

Übung 5

Stellen Sie sich aufrecht hin, und stützen Sie die Arme in die Taille. Kreisen Sie nun mit dem Oberkörper mehrmals rechts herum, anschließend links herum.

Wie man sich selbst den Bauch massiert

Abends im Bett oder morgens vor dem Aufstehen können Sie sich folgende Bauchmassage nach Rosendorff angewöhnen, die den Darm auf milde Weise stimuliert:

- Legen Sie sich möglichst bequem auf den Rücken, die Beine sind angewinkelt.
- Streichen Sie mit der flachen Hand und mit leichtem Druck im Uhrzeigersinn über Ihren Bauch. Zuerst außen herum in großen Kreisen, dann in immer kleineren Kreisen bis zum Bauchnabel und wieder zurück. Machen Sie die Übung mindestens fünf Minuten lang sehr bewusst und langsam. Spüren Sie das Wärmegefühl in Ihrem Bauch?
- Streichen Sie dann in der Bauchmitte unter der Brust beginnend von oben nach unten über den Bauch. Diese Übung wiederholen Sie mehrmals. Anschließend noch eine Weile liegen bleiben und nicht rasch aufstehen.

Einläufe unterstützen

Schon die alten Ägypter kannten Klistiere zur Wiederherstellung der Verdauungsgesundheit. Durch Klistiere und Einläufe lässt sich die Darmreinigung mit Bittersalz, wie sie bei einer

Tipp

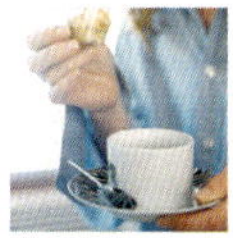

Eine Darmmassage regt die Peristaltik an. Dadurch werden schädliche Schlacken schneller aus dem Körper befördert. Außerdem verbessert die Massage die Durchblutung aller Bauchorgane.

Mayr-Kur üblich ist, noch intensivieren. Es gibt Faster, die auf tägliche Einläufe schwören. Auf jeden Fall sollten sie immer dann durchgeführt werden, wenn sich »Kurkrisen« anmelden. Auch bei Bauchkrämpfen oder Bauchschmerzen, die gelegentlich nach der Einnahme von Bittersalz auftreten können, schafft ein Einlauf sehr rasch Abhilfe. Er wirkt noch besser, wenn statt Wasser warmer Kamillentee verwendet wird. Kamille wirkt entkrampfend und desinfiziert gleichzeitig.

Körperliche Aktivität ist sehr wichtig während einer Darmreinigungskur. Gymnastik ist ideal hierfür, ist gesellig und macht Spaß.

So machen Sie einen Einlauf

Das brauchen Sie: Irrigator mit Schlauch und Darmrohr aus der Apotheke oder medizinischem Fachhaus, Fettcreme, körperwarmes Wasser.

Anwendung

- Füllen Sie in den Einlaufbehälter etwa 1 Liter körperwarmes Wasser.
- Hängen Sie den gefüllten Einlaufbehälter an die Türklinke oder den Handtuchhalter.
- Reiben Sie das Darmrohr am Schlauchende und den After mit Fettcreme ein.
- Knien Sie auf einem Bein, der andere Fuß steht am Boden, und pressen Sie wie beim Stuhlgang.
- Führen Sie das Darmrohr bis zum Ansatz vorsichtig ein.
- Knien Sie nun mit beiden Beinen auf den Boden, und stützen Sie sich mit beiden Ellbogen gut ab.
- Lassen Sie das Wasser langsam einlaufen.
- Versuchen Sie, das Wasser eine Weile im Darm zu behalten.
- Nach einigen Minuten gehen Sie zur Toilette.
- Hinterher sollten Sie mindestens 20 Minuten ruhen. Legen Sie sich zur Entspannung eine Wärmflasche auf den Bauch.

Die Colon-Hydro-Therapie

Diese moderne Darmbehandlungsmethode ist die technisch perfektionierte Form des Einlaufs. Mit Hilfe eines Gerätes wird der Dickdarm einer absolut gründlichen und hygienischen Spülung unterzogen.

Wer während der Mayr-Kur die Gelegenheit zu einer solchen Therapie hat, sollte sie unbedingt auch nutzen. Eine Colon-Hydro-Behandlung dauert etwa eine Stunde. Mit wiederholten Anwendungen lassen sich Verstopfungen und deren mögliche Folgen (Hämorrhoidalleiden, Darmpilze, Divertikel) gut kurieren. Auch bei Darmleiden wie Colitis ulcerosa konnten mit der »Darm-Wasser-Behandlung« schon durchgreifende Verbesserungen erzielt werden.

Die Durchführung einer Colon-Hydro-Therapie ist Sache des Arztes. Für sechs Spühlungen sind etwa 150 bis 200 Euro aufzubringen.

Krisentage meistern

Nach den ersten Tagen des Fastens haben sich im Organismus grundlegend andere Verhältnisse eingestellt als zu Zeiten der Nahrungsaufnahme. Die »innere Ernährung«, die Versorgung aus körpereigenen Reserven, kommt auf Touren. Die Fettschmelze setzt ein. Bei Entgiftungs- und Entschlackungsvorgängen werden ausscheidungspflichtige Substanzen aufgewirbelt, die Blut und Lymphe überfrachten. Das vegetative Nervensystem steht unter einem starken Umstimmungsreiz. Der Kreislauf ist gedämpft.

Die solcherart veränderten physiologischen Verhältnisse können bei manchen F. X.-Mayr-Patienten so genannte Kurkrisen auslösen; mögliche Symptome sind Kopf- und Gliederschmerzen, Schwindel- und Schwächegefühle, Müdigkeit, Schweißausbrüche, leichte Sehstörungen, Übelkeit, Gereiztheit oder eine gedrückte Stimmung. Es kommt auch vor, dass sich Symptome alter Leiden bemerkbar machen, die man längst für ausgeheilt gehalten hatte.

Lassen Sie Ihren Gefühlen während der Mayr-Kur ruhig freien Lauf! Fasten reinigt nicht nur den Körper, sondern ist auch ein »Entschlackungsprozess« für die Seele.

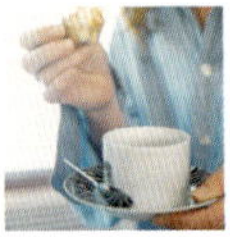

Info

Manchmal stellen sich während der Kur auch Kopf- und Gliederschmerzen ein. Gehen Sie viel an die frische Luft, besonders bei Kopfschmerzen, und denken Sie daran, reichlich Flüssigkeit zu sich zu nehmen.

Verantwortlich dafür werden vor allem die verstärkten Entgiftungsprozesse während der Fastenkur gemacht, die für den gesamten Organismus zwar eine spürbare Belastung darstellen können, die aber in jedem Fall auch schnell wieder vorübergehen.

Gifte rasch ausleiten

F. X. Mayr beschrieb den fortschreitenden Entgiftungsprozess in der ihm eigenen bildhaften Sprache: »Man gerät in einen Zustand wie nach dem Genuss von verdorbenen Speisen, von reichlichem Alkohol, starkem Kaffee oder Tabak. Zähne und Zunge werden von dickem, zähem Schleim bedeckt, der Geschmack wird pappig.«

Solche Befindlichkeitsstörungen lassen in der Regel binnen einiger Stunden oder eines Tages nach. Noch schneller geht es, wenn man die Ausleitung der zirkulierenden Gifte vorantreibt. Dies geschieht vor allem durch eine reichliche Flüssigkeitszufuhr. Auch ein Einlauf kann hier gute Dienste tun. Körperliche Bewegung an der frischen Luft fördert die Ausleitung über Lunge und Haut.

Hören Sie auf Ihre Bedürfnisse

Gönnen Sie sich insgesamt so viel Ruhe wie möglich, und lassen Sie auch Ihren Gefühlen, wenn sie sich melden, freien Lauf. Eine Fastenkur dient immer auch der Besinnung auf die ureigenen Bedürfnisse und ist nicht zuletzt auch ein Prozess der Selbstfindung.

Keinesfalls sollten Sie die Krise zum Anlass nehmen, die Kur abzubrechen. Nehmen Sie es vielmehr als eindeutigen Hinweis, dass Ihr Körper die Reinigungsprozedur sehr nötig hat. Nur wenn sich Missempfindungen zu regelrechten Beschwerden auswachsen und nach ein bis zwei Tagen nicht abklingen, sollten Sie nicht zögern, einen fastenerfahrenen Arzt zurate zu ziehen.

10. bis 14. Tag – die Aufbauphase

Wie nach jeder Fastenkur kehrt man auch nach den Milch-Semmel-Tagen erst allmählich zu einer normalen Ernährung zurück. Man kann nach Mayr aber schon bald »alle Speisen essen, die nicht durch Kochkünste zu nahrhaft, zu schwer, zu schmackhaft zubereitet und dadurch denaturiert sind«.

Schrittweise den Speisezettel erweitern

Während der Aufbautage erfolgt die Rückschaltung von der inneren Ernährung wieder auf die Nahrungsaufnahme von außen. Diese Umstellung muss sanft und schrittweise erfolgen. Andernfalls würden die im Moment noch empfindlichen Verdauungsorgane zu rasch belastet und könnten Schaden nehmen.

Pflaumen haben auch frisch eine Reizwirkung auf den Darm. Besser sind sie jedoch eingeweicht als Dörrobst.

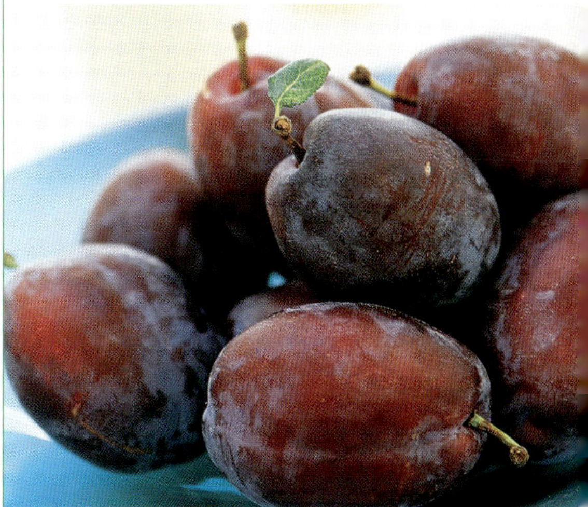

Als ersten Schritt erweitern Sie den Speiseplan um leicht verdauliche Kohlenhydrate (gedünstetes Gemüse, Kartoffeln, Suppen) und fettarme Milchprodukte, dann erst um Anspruchsvolleres wie Fisch, mageres Fleisch, hochwertige Fette und Rohkost. Wer diesen Aufbau bewusst mitvollzieht, wird dies mit Gewinn für das künftige Ernährungsverhalten tun, weil sich die Sensibilisierung hinsichtlich der Verdaubarkeit von Lebensmitteln, die man während der Fastentage erreicht hat, stabilisiert.

Wichtig ist auch das langsame »Ausschleichen« des Bitterwassers, damit sich eine regelmäßige und natürliche Verdauungstätigkeit ohne das Abführsalz wieder etablieren kann. Hilfreich sind in dieser Phase verdauungsfördernde Ballaststoffquellen wie eingeweichte Backpflaumen, Leinsamen sowie Früchte mit hohem Pektingehalt wie beispielsweise Äpfel.

Speiseplan für den 10. Tag

- Nach dem Aufstehen: Bitterwasser (Achtung: nur noch die halbe Menge einnehmen!)
- Frühstück: Kursemmel oder Knäckebrot (kein Vollkorn), dazu Magerquark (mit Honig gesüßt) oder Kräuterquark bzw. eine der anderen Milchprodukte (nicht mehr als 50 Gramm) aus der Milch-Semmel-Zeit, Kräutertee
- Mittagessen: 1 Teller Basensuppe mit 1 Kursemmel
- Abendessen: wie Frühstück

Wenn Sie die zweiwöchige Kur durchhalten, werden Sie dafür auch belohnt. Sie fühlen sich anschließend frischer, jünger und rundum vitaler.

Darauf sollten Sie achten

- Trinken Sie nach wie vor reichlich stilles Mineralwasser und ungesüßte Kräutertees. Wie in der Vorkur können Sie den Trinkplan durch verdünnte Obst- und Gemüsesäfte erweitern.
- Behalten Sie weiterhin die Mayrschen Essregeln im Sinn. Kurz gefasst: Jeden Bissen gründlich kauen, nicht mehr als drei Mahlzeiten am Tag und viel Zeit lassen beim Essen.
- Alkohol, Nikotin, Bohnenkaffee und Süßigkeiten sollten noch gemieden werden.
- Gute Gewohnheiten wie die Ruhepause vor dem Mittagessen mit einem warmen Leibwickel (Wärmflasche) sollten möglichst beibehalten werden.
- Reduzieren Sie die Dosis des Basenpulvers auf die Hälfte. Nehmen Sie es wie gewohnt vor den Mahlzeiten ein, bis die Packung aufgebraucht ist.
- Nehmen Sie am ersten und zweiten Aufbautag morgens noch Bittersalz ein, aber in geringerer Dosis als während der Milch-Semmel-Tage. Bereiten Sie das Bitterwasser in gewohnter Weise zu, trinken Sie aber nur die Hälfte davon.

F. X. Mayr sagte: »Der Darm geht mit den Hühnern ins Bett und steht mit den Hühnern wieder auf.« Bedenken Sie, dass auch ein unregelmäßiger Tagesrhythmus ungünstig auf den Darm wirkt.

Speiseplan für den 11. Tag

- Nach dem Aufstehen: Bitterwasser (Achtung: nur noch die halbe Menge!)
- Frühstück: 1 Apfel, Kursemmel oder Knäckebrot (kein Vollkorn) mit wenig Butter, dazu süßer Magerquark (Honig), Kräuterquark, Hüttenkäse bzw. fettarme Käsesorten (bis 50 Gramm), Kräutertee
- Mittagessen: gedünstetes Gemüse (z. B. Möhren, Schwarzwurzeln, Kohlrabi, Kürbis), Pellkartoffeln oder Basensuppe mit Kursemmel
- Abendessen: wie Frühstück

Speiseplan für den 12. Tag

- Nach dem Aufstehen: eingeweichte Backpflaumen mit dem Einweichwasser
- Frühstück: 1 Apfel, Vollkornsemmel oder -knäckebrot, etwas Butter, dazu eine der Eiweißzugaben oder 1 weich gekochtes Ei oder 1 Scheibe Rinderschinken
- Mittagessen: 1 kleiner gemischter Salat, gedünstetes Gemüse (z. B. Möhren, Schwarzwurzeln, Zucchini, Spargel), ungeschälter Reis
- Abendessen: wie Frühstück (ohne Ei)

Speiseplan für den 13. Tag

- Nach dem Aufstehen: eingeweichte Backpflaumen mit dem Einweichwasser
- Frühstück: 1 Portion Birchermüsli (Rezept siehe Seite 78), Kräutertee
- Mittagessen: 1 kleiner gemischter Salat, Pellkartoffeln und Forelle blau oder gegrilltes Fischfilet
- Abendessen: Graham- oder Graubrot, wenig Butter, Kräuterquark, fettarmer Käse oder Rinderschinken bzw. Putenwurst, Kräutertee

Tipp

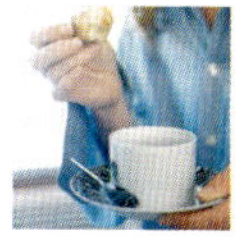

Nützlich für die Entgiftung des Körpers sind auch ein bis zwei Saunagänge, bei denen man sich aber nicht überanstrengen sollte. Wer nicht an das Saunieren gewöhnt ist, nimmt besser mit einem warmen Bad vorlieb.

Rezept Birchermüsli

2 EL kernige Haferflocken, 1 Magermilchjoghurt, 1 kleiner Apfel, je 1 TL gehackte Nüsse, Honig, Zitronensaft

Den Apfel waschen und mit der Schale reiben. In einer kleinen Schüssel Joghurt, Haferflocken, geriebenen Apfel und Nüsse vermischen. Honig und Zitronensaft darunter rühren und sofort verzehren.

Speiseplan für den 14. Tag

- Nach dem Aufstehen: eingeweichte Backpflaumen mit dem Einweichwasser
- Frühstück: 1 Glas Multivitaminsaft, Graham- oder Leinsamenbrot, Butter, Marmelade oder Honig bzw. Schinken, Käse oder Ei, Kräutertee
- Mittagessen: gedünstetes Gemüse (z. B. Fenchel, Möhren, Spargel, Kohlrabi, Schwarzwurzeln), Kümmelkartoffeln, gekochtes Rindfleisch
- Abendessen: Graham- oder Graubrot, Butter, Kräuterquark bzw. Putenwurst oder Rinderschinken

Sie können sich die Einweichprozedur sparen, wenn Sie weiche Kurpflaumen statt hartem Dörrobst kaufen. Allerdings müssen Sie dann zu der Pflaumenmahlzeit reichlich Flüssigkeit zu sich nehmen.

Natürliche Verdauungshilfen

- Weichen Sie 5 Backpflaumen (bzw. 3 Dörrfeigen) am Vorabend in etwas Wasser ein (nicht in den Kühlschrank stellen). Essen Sie die Früchte am nächsten Morgen auf nüchternen Magen, und trinken Sie das Einweichwasser in kleinen Schlucken. Das stimuliert die Darmtätigkeit.
- Ähnliche Wirkungen entfalten Sauerkrautsaft (1/8 Liter), Molke oder Buttermilch (1/4 Liter).
- Auch Leinsamen enthält wertvolle Quell- und Ballaststoffe, die die Verdauung in Schwung bringen. Außerdem wird der Organismus mit Eiweißbausteinen, mehrfach ungesättigten Fettsäuren und Mineralstoffen versorgt. Verrühren Sie 1 Teelöffel Leinsamen mit 3 Esslöffeln Dickmilch und 1 Teelöffel Sanddornsaft. Löffeln Sie dieses »Müsli« vor einer Mahlzeit.

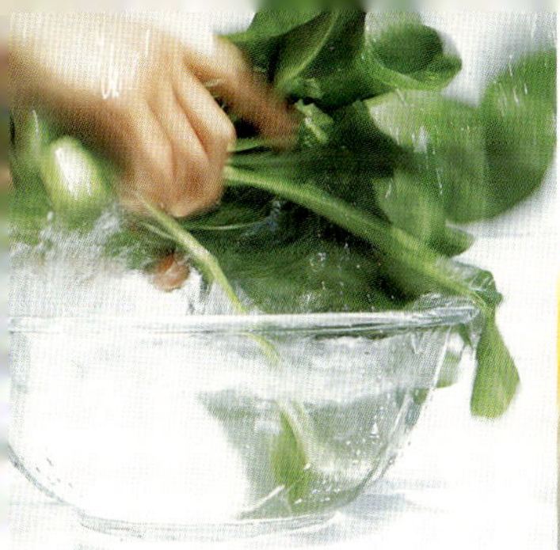

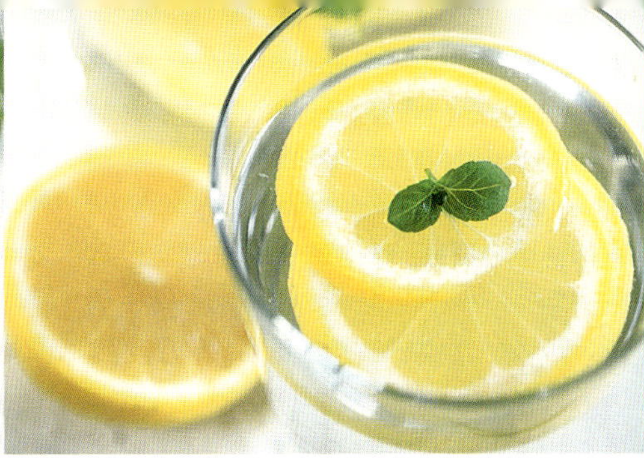

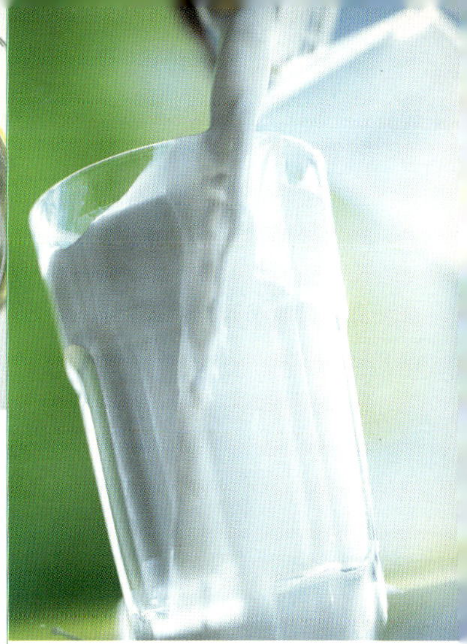

Milch, reichlich Flüssigkeit und leicht verdauliche Kost sind die Grundlage der Mini-Mayr-Kur.

Die Mini-Mayr-Kur

Für alle, die eine Mayr-Kur machen möchten, sich aber aus beruflichen oder sonstigen Gründen daran gehindert sehen, bietet sich als Alternative eine Mini-Mayr-Kur an, sozusagen die kleine Schwester der Milch-Semmel-Kur. Mit dieser Variante lassen sich ebenfalls sehr gute Ergebnisse erzielen. Sie hilft einem überforderten Darm, sich zu regenerieren, entschlackt, entgiftet und stellt ein gesundes Säure-Basen-Gleichgewicht im Organismus her.

Die Kur für den Berufsalltag

Im Unterschied zur Milch-Semmel-Kur wird bei der Mini-Mayr-Kur nicht gefastet. Eine speziell entwickelte Heilkost, die milde Ableitungsdiät, darf durchgehend gegessen werden. Alles andere aus der Mayr-Kur – etwa die Darmreinigungsmaßnahmen oder das Mayrsche Essverhalten – stehen natürlich ebenfalls auf dem Programm.

Wegen der Darmreinigungsmaßnahmen sollte die Minikur, sofern zu Hause in eigener Regie durchgeführt, nicht länger als zwei Wochen dauern. Wer sie länger praktizieren möchte, sichert sich am besten ärztlicherseits ab.

Wie bei der Mayr-Kur ist auch bei der Mini-Mayr-Kur gründliches und langsames Kauen besonders wichtig.

Die milde Ableitungsdiät

Bei der milden Ableitungsdiät handelt es sich um eine Heilkost, die zwischen dem Mayrschen Milch-Semmel-Kauen und einer ausgewogenen Vollwerternährung anzusiedeln ist. Diese Schonkost ist nicht nur nach einer Milch-Semmel-Kur empfehlenswert, sie ist eine sinnvolle und gesunde Ernährungsform, nach der Sie sich längere Zeit richten können.

Dabei nehmen Sie dreimal täglich (Zwischenmahlzeiten entfallen) kleine Portionen leicht verdaulicher Nahrung zu sich, von der Sie aus Erfahrung bereits wissen, dass Sie Ihnen gut bekommt und die als biologisch hochwertig einzustufen ist. Auf jeden Fall müssen Sie schwer verdauliche, blähende und belastende Speisen, jede zellulose- und fettreiche Kost meiden. Die genauen Einschränkungen entnehmen Sie bitte der Liste auf Seite 83. Sie trinken wie bei einer Fastenkur etwa drei Liter Flüssigkeit (Kräutertee, Mineralwasser, Leitungswasser) über den Tag verteilt.

Erlaubt sind bei der Mayr-Kur Mineralwasser, Leitungswasser und »blonde« Kräutertees.

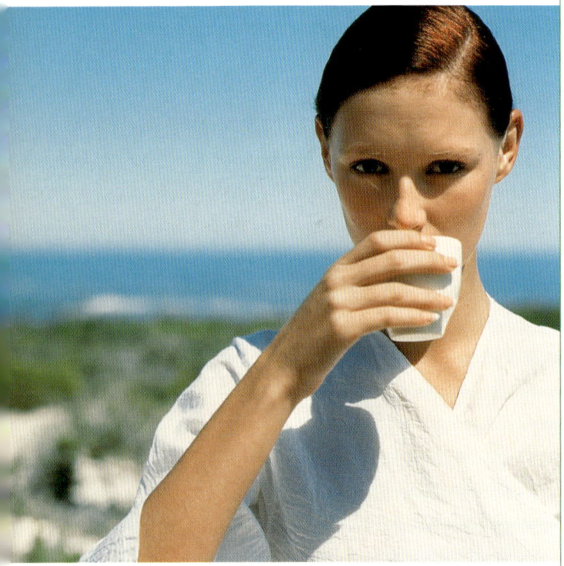

Die Spielregeln sind dieselben

Auch bei der Minikur wird großer Wert auf die Mayrschen Essregeln gelegt, auf langsames und langes Kauen, regelmäßige, nicht zu spät eingenommene Mahlzeiten und, am allerwichtigsten: sofort mit dem Essen aufhören, sobald man ein leichtes Sättigungsgefühl verspürt.

Die morgendliche Darmreinigung mit Hilfe von Bitterwasser (Seite 56ff.), manuelle Bauchbehandlungen bei einem Mayr-Arzt bzw. Selbstmassagen (Seite 71), Bäder (Seite 88ff.), Leibwickel (Seite 59ff.) sowie kurunterstützende Anwendungen (Seite 85ff.) ergeben zusammen mit der Schondiät ein komplettes Programm zur Darmsanierung.

Sie können sich nach der »Erlaubt«-Liste (siehe Seite 83) Ihren Speiseplan selbst zusammenstellen. Dabei sollten Sie jedoch so oft wie möglich auf die Mayrsche Kursemmel aus Weizen- oder Dinkelmehl (siehe Seite 49ff.) zurückgreifen, die zwei bis drei

Tage an der Luft getrocknet wurde. Von den drei Mahlzeiten pro Tag sollte das Abendessen, wie stets bei der Mayr-Kur, am schmalsten ausfallen.

Das Frühstück

Beginnen Sie den Tag mit zwei Tassen belebendem Rosmarintee mit etwas Honig oder einem anderen Kräutertee. Als Alternative Milch oder Malzkaffee. Dazu können Sie beispielsweise zwischen Folgendem wählen:

- Eine Kursemmel mit etwas Butter, ein weiches Ei
- Eine Semmel mit Quark und Honig bzw. Kräuterquark
- Eine Scheibe Knäcke- oder Grahambrot mit etwas magerem Käse oder Rinderschinken
- Haferflocken in wenig Milch kurz gekocht mit Ahornsirup, Zimt und frischen Früchten oder Beeren verfeinert

Das Mittagessen

Im Mittelpunkt des Mittagsmenüs sollten gedünstetes Gemüse und Kohlenhydrate in Form von Pellkartoffeln, ungeschältem Reis, Hirse oder Buchweizen stehen. Fleisch und Fisch sollten nur als Beilagen dienen und nicht öfter als dreimal in der Woche verzehrt werden.

Verwenden Sie zum Kochen und Braten gute Pflanzenöle wie Oliven- oder Sonnenblumenöl. Zum Salzen nehmen Sie am besten mineralstoffreiches Meersalz. Folgende Varianten bieten sich beispielsweise an:

- Gemüsebrühe, Ratatouille, beispielsweise aus Zucchini, Auberginen und Tomaten, gegrillte Hähnchenschenkel, Pellkartoffeln, Fruchtquark
- Dicke Kartoffel-GemüseSuppe (Basensuppe), Pellkartoffeln mit Butter und etwas Salz, gegrillter Fisch
- Tatar mit Eigelb, Zwiebeln, Pfeffer, Paprika, wenig Salz und Kapern angemacht, dazu Knäckebrot

Info

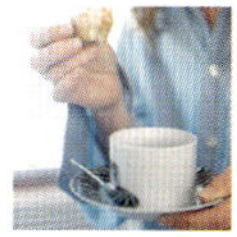

Die spezielle Schonkost während der Mini-Mayr-Kur empfiehlt sich nicht nur als gesunde Ernährungsform im Anschluss an die Milch-Semmel-Zeit, sondern kann etwa sechs bis acht Wochen lang gegessen werden. Länger ist es nur ratsam, wenn der Rohkostanteil erhöht wird.

Bei der Mini-Mayr-Kur essen Sie wie immer, nur bestehen Ihre Mahlzeiten aus leicht verdaulichen und bekömmlichen Speisen.

Das Abendessen

Am günstigsten wäre es, auf das Abendessen ganz zu verzichten und stattdessen nur zwei Tassen Kräutertee mit etwas Honig und Zitronensaft zu löffeln und vielleicht auch eine Kursemmel mit Butter und Honig oder magerem Käse dazu zu essen. Auf jeden Fall sollten Sie die Mahlzeit abends nicht zu spät einnehmen und nicht zu schwer speisen.

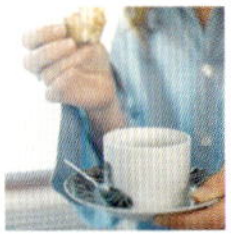

Info

Nehmen Sie sich für jeden Tag der milden Ableitungsdiät mindestens eine der Anwendungen vor, wie sie zur Unterstützung einer Mayr-Kur empfohlen werden, beispielsweise das Rumpfreibebad nach Kuhne (siehe Seite 89), das die Entgiftung wirksam unterstützt oder einen Saunabesuch.

Die Mini-Mayr-Kur ausklingen lassen

Auch bei der Mini-Mayr-Kur muss zum Ausklang darauf geachtet werden, dass die Bittersalzgaben allmählich reduziert (d. h. halbe Dosis in den letzten drei Tagen) und durch natürliche Verdauungshilfen (eingeweichte Backpflaumen, Leinsamen, Sauerkrautsaft, Molke, Sauermilchprodukte, ballaststoffreichere Kost) ersetzt werden. Die Aufstockung des Speiseplans bis hin zur Vollwerternährung sollte möglichst langsam und in kleinen Schritten erfolgen.

Nach der nunmehr erfolgreich abgeschlossenen Darmsanierung ist es vor allem wichtig, wieder Rohkost in den Speiseplan einzubauen. Starten Sie mit einer Portion frischem Obst oder Gemüse (oder einem Glas Saft) pro Tag, und steigern Sie allmählich auf bis zu drei Portionen. Mehr sollte es nach F. X. Mayr nicht sein. Seine Devise lautete: »Obst und Gemüse sind die Edelsteine in der Nahrung, und mit Edelsteinen pflastert man nicht seinen Hof.«

Zur Komplettierung einer vollwertigen Mischkost sollten Sie sich schließlich wieder auf Vollkornprodukte in Form von Brot oder Müsli sowie an Hülsenfrüchte gewöhnen. Letztere sind hervorragende Spender von pflanzlichem Eiweiß. Alle anderen Speisen, die während der Kur auf dem Index standen, sind eigentlich auch weiterhin verzichtbar oder sollten lediglich in Ausnahmefällen genossen werden. Hierzu zählen die süßen Leckerein, fette Speisen sowie die üblichen Genussmittel.

Die milde Ableitungsdiät

Erlaubte und zu meidende Lebensmittel

Das dürfen Sie während der Kur essen:

- **Pflanzenöle:** kaltgepresst, mit mehrfach ungesättigten Fettsäuren, Butter, Pflanzenmargarine
- **Zum Süßen:** Birnendicksaft, Ahornsirup, Honig
- **Milch und Sauermilchprodukte:** Magerquark, Joghurt (probiotisch), Buttermilch, Kefir etc., magerer Käse
- **Gemüse:** als Gemüsesuppe und gedünstet (z. B. Möhren, Sellerie, Petersilien- und Schwarzwurzeln, Brokkoli, Blattspinat, Fenchel, Rote Bete, Tomaten, Zucchinis), auch Pellkartoffeln
- **Eier:** weich gekocht
- **Fisch und Fleisch:** magere Sorten (Geflügel, Kalb, Rind, Forelle), gedünstet oder gegrillt, aber nicht öfter als dreimal die Woche
- **Getreidesorten:** leicht verdauliche (z. B. Haferflocken, Hirse, Reis, Buchweizen, ungezuckerte Cornflakes, Hirse, Maisgrieß), Graubrot, Grahambrot, altbackene (Kur)Semmeln
- **Getränke:** Mineralwasser und Kräutertee (zwei bis drei Liter), Malzkaffee
- **Gewürze:** Vollmeersalz, frische Kräuter, Hefeflocken

Diese Speisen sollten Sie meiden:

- **Zucker:** alle Süßigkeiten und Süßspeisen, Kuchen, Torten, Mehlspeisen, auch süße Limonaden, Colagetränke, Fruchtsaftgetränke bzw. -nektare sowie Obstkonserven, süße Kompotte
- **Fett:** alles Panierte und in Fett Gebackene, Schweineschmalz und andere tierische Fette (wenig Butter ist erlaubt), Schweinefleisch, Würste, Käse mit hohem Fettgehalt, Mayonnaise und Feinkostsalate, fettes Geflügel wie Gans und Ente
- **Sehr Zellulosehaltiges:** frische und schwere Brote (Vollkornbrot), Frischkornbrei, Erbsen, Linsen, Bohnen, alle Kohlarten
- **Rohkost:** frisches Obst und Gemüse, Salat, auch Fruchtsäfte – in größeren Mengen
- **Genussmittel:** Alkohol, Bohnenkaffee, schwarzen und grünen Tee in größeren Mengen, Nikotin und andere Drogen

Was den Kurerfolg verstärkt

Eine Mayr-Kur lässt sich durch eine Reihe von Anwendungen bereichern und in ihrer Wirkung verstärken. Dabei erscheinen vor allem jene Maßnahmen interessant, die den entschlackenden und entgiftenden Effekt des Fastens intensivieren.

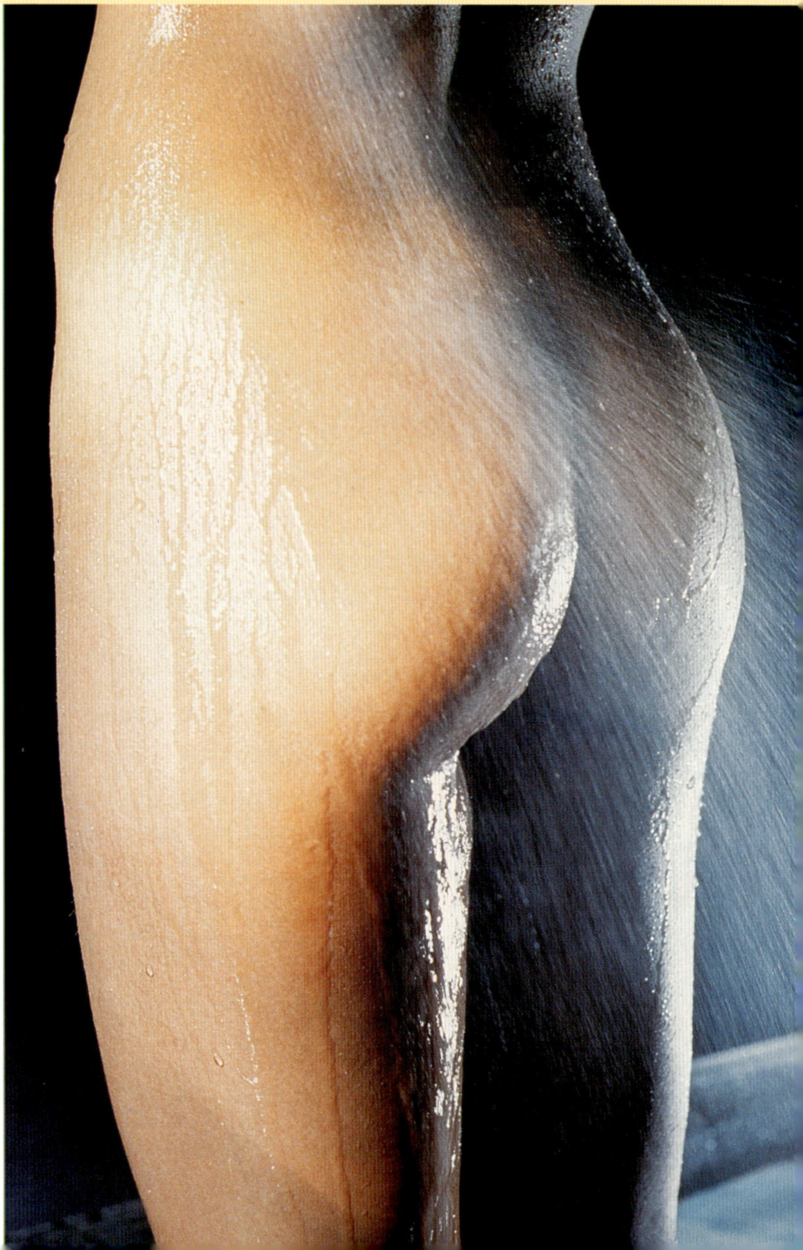

Die Entgiftung auch äußerlich fördern

Hierzu zählen durchblutungsfördernde Anwendungen wie Trockenbürsten, Wechselduschen, kneippsche Güsse und solche, die das Schwitzen verstärken, etwa heiße Bäder, Saunabäder oder körperliche Bewegung. Da diese gleichzeitig auch entspannen, verschönen und verjüngen, gehören sie zu den klassischen Wellnessangeboten.

Die Schadstoffe verlassen vorwiegend über die Nieren und mit dem Harn den Organismus, was dem Saunabaden eine tief greifende Reinigungswirkung zukommen lässt, die weit über die Wirkung der direkten Schweißabsonderung hinausgeht.

Sauna und Massage

Saunabaden dient traditionell der Entschlackung des Körpers durch Schwitzen. Besonders während des Fastens, wenn sich der gesamte Organismus auf Ausleitung eingestellt hat, ist es eine wirkungsvolle Hilfe. Bis zu eineinhalb Liter Schweiß produziert der Körper während eines Saunabesuchs. Die dazu notwendige Flüssigkeit gewinnt er aus dem Blut bzw. dem Blutplasma. Um ein zu starkes Eindicken des Bluts zu unterbinden, wird es rasch mit Flüssigkeit aufgefüllt, die in den Geweben gespeichert ist. Das durchspült die Gewebe und befreit sie von überflüssigem Ballast, Kochsalzdepots, Schlacken und anderen ausscheidungspflichtigen Substanzen.

Tipps für den Saunabesuch während des Fastens

- Nur ein richtig durchgeführter Saunagang mit acht bis zwölf Minuten schwitzen und einer mindestens ebenso langen Abkühlungsphase (je fünf Minuten Freiluftbad und Kaltwasseranwendungen) garantiert gesundheitlichen Nutzen.
- Wer einen labilen Kreislauf hat, sollte Belastungsspitzen vermeiden wie Aufgüsse, zu lange Aufenthalte in der Schwitzkabine oder das Ganzkörpertauchbad zum Abkühlen.

Mehr über das gesunde Schwitzen schreibt die Autorin in ihrem ebenfalls im Südwest Verlag erschienenen Ratgeber «Fit in der Sauna«.

- Zwischen den Saunagängen sollte nichts getrunken werden.
- Manche empfinden während des Fastens das Sanarium® (bis 60 °C), eine gemäßigte Variante der Sauna, als angenehmer als das heißere finnische Schwitzbad (bis 95 °C).
- Dampfbäder, in denen man normalerweise länger als in der Sauna verweilt, sind wegen der höheren Kreislaufbelastung beim Fasten weniger zu empfehlen.

Bürstenmassagen regen an

Tägliches Trockenbürsten als kurbegleitende Maßnahme kostet nicht viel Zeit, bringt aber eine ganze Menge. Es stimuliert die Hautnerven und das Drüsensystem, verbessert die Hautatmung, regt die Blutzirkulation an und begünstigt insgesamt die Entgiftung über die Haut.

Bürsten Sie Ihren Körper morgens und abends vor dem Zubettgehen mit einem Luffahandschuh oder einer nicht zu harten Bürste aus Naturhaaren. Mit einer Bürste am Stiel oder einem Bürstenband erreichen Sie alle Stellen. Streichen Sie in kleinen Kreisen immer auf das Herz zu. Beginnen Sie mit dem rechten Bein (zuerst die Fußsohle). Es folgen linkes Bein, rechter Arm, linker Arm, Rücken, Bauch, Brust (die Brustwarzen aussparen) und Nacken.

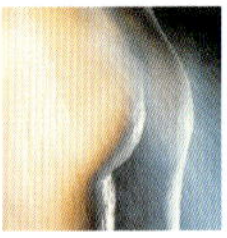

Tipp

Nehmen Sie sich morgens nach der Toilette noch etwas Zeit bis zum Frühstück. Diese Wartezeit bietet sich für eine Trockenbürstenmassage und anschließendes Wechselduschen an.

Wechseldusche und Ölmassage

Wechselduschen nach dem Bürsten intensiviert den Ausleitungseffekt und stärkt die Immunkräfte. Duschen Sie zuerst möglichst warm, bis der Körper gut durchgewärmt ist. Dann zehn bis zwanzig Sekunden möglichst kalt abbrausen, und zwar in der bekannten Reihenfolge: erst die Extremitäten, dann Rücken, Bauch, Brust, Nacken, zuletzt das Gesicht. Dies wiederholen Sie mehrere Male und schließen mit der kalten Dusche ab. Trocknen Sie sich nur leicht ab, und massieren Sie ein gutes Öl in die Haut ein. Das schützt vor Austrocknung.

Bewegung an der frischen Luft

- Da der Organismus beim Fasten immer erst überflüssiges, nicht gebrauchtes Körpermaterial aufzehrt, ist ausreichend Bewegung oder Sport in Zeiten des Nahrungsverzichts besonders wichtig. Ein gebrauchter Muskel wird nicht angegriffen, sondern fit gehalten. Außerdem wird beim Wandern, Joggen, Walken oder Seilspringen vermehrt Sauerstoff ins Blut gepumpt, der den Fastenstoffwechsel antreibt und die Blut- und Gewebereinigung voranbringt. Die Ausleitung von Giftstoffen über Lunge und Haut wird gefördert. Der Fettabbau geht schneller vonstatten.
- Wenigstens einmal am Tag außer Puste zu geraten, erreichen Sie schon mit Treppensteigen oder gelegentlichen Laufeinlagen beim Spazierengehen. Sportliche Betätigung an der frischen Luft trotz schlechten Wetters härtet zusätzlich ab und schützt vor Erkältungskrankheiten.

Sauerstoff und Bewegung helfen dem Körper, Giftstoffe abzubauen und abzutransportieren und sind außerdem gut für ein starkes Immunsystem.

Gutes für die Füße

Sie sollten so oft wie möglich barfuß laufen, natürlich nicht auf ebenem Fußboden, sondern im taufrischen Gras, auf Kies, Steinen oder Erde, wo die Fußsohlen unterschiedlichen Druckreizen ausgesetzt sind. Dies ist eine natürliche (und kostenlose) Reflexzonenmassage mit positiven Fernwirkungen im ganzen Organismus. Zur Belebung der Reflexzonen hat sich auch folgende Übung für zwischendurch bewährt.

- [ ] Spreizen Sie mehrmals hintereinander die Zehen. Stellen Sie sich abwechselnd auf die Zehenspitzen und auf die Fersen, rollen Sie dabei die Füße bewusst ab.
- [ ] Nehmen Sie jeweils einen Fuß in die Hand, und massieren Sie ihn sanft mit beiden Daumen. Abschließend die Fußsohlen leicht mit der Faust beklopfen.

Bei Krampfadern und ausgeprägten Besenreisern sollten Sie auf das Trockenbürsten der Beine verzichten.

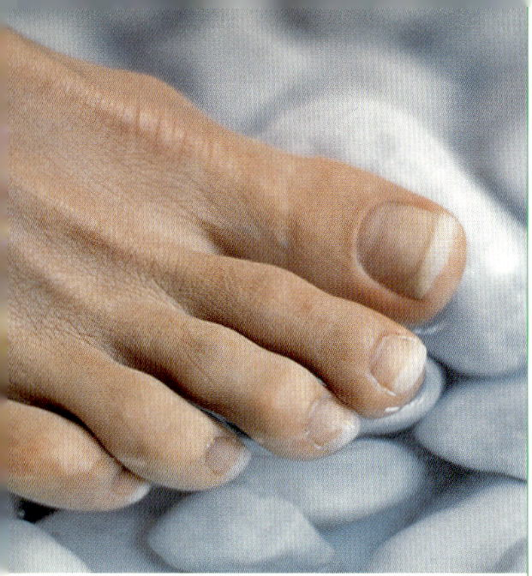

Barfuß laufen ist eine kostenfreie Wohltat für die Füße. Probieren Sie doch auch mal kneippsche Bäder!

Bäder beleben

Wechselfußbad nach Kneipp

Kneippsche Wechselfußbäder macht man am besten nachmittags oder abends vor dem Schlafengehen. Sie unterstützen den allgemeinen Entschlackungsprozess beim Fasten durch eine Intensivierung der peripheren Durchblutung. Sie sind aber auch bei chronisch kalten oder schweren Füßen empfehlenswert, wirken entspannend und gelten als ein Hausmittel, wenn Erkältungen im Anmarsch sind.

Das Wechselfußbad sollte bei Venenentzündungen nicht angewendet werden. Bei Krampfadern fragen Sie vorher Ihren Arzt.

So wird's gemacht

- Sie brauchen zwei Schüsseln oder Eimer sowie einen Stuhl. Die Raumtemperatur sollte angenehm warm sein. Sie machen nur die Beine frei, ansonsten sind Sie warm angezogen.
- Füllen Sie nun in eine der Schüsseln warmes Wasser (36 bis 38 °C), in die andere kühles Wasser (bis 18 °C). Der Unterschied zwischen dem warmen und dem kalten Wasser sollte etwa 20 °C betragen. In das warme Wasser geben Sie einen Badezusatz aus Kräutern oder ein Badeöl.
- Setzen Sie sich bequem auf den Stuhl. Dann hängen Sie beide Füße erst in die Schüssel mit dem warmen Wasser. Die Füße sollten baumeln, das Wasser eine Hand breit über die Knöchel reichen. Lassen Sie die Füße etwa fünf Minuten darin.
- Nun nehmen Sie die Beine heraus und hängen sie für etwa 30 Sekunden in das kühle Wasser. Lassen Sie anschließend etwa 30 Sekunden lang kaltes Wasser aus dem Duschschlauch (ohne Brausekopf) über beide Füße laufen.
- Wiederholen Sie den Vorgang ein- bis zweimal. Schließen Sie mit kalt ab. Frottieren Sie die Füße anschließend nicht ab, sondern streifen Sie nur mit der Hand das Wasser von den Füßen, und schlüpfen Sie in Baumwollsocken. Anschließend sollten Sie sich ausruhen oder zu Bett gehen.

Rumpfreibebad nach Louis Kuhne

Das Rumpfreibebad nach Louis Kuhne (1835–1901) ist eine hervorragende Maßnahme, um die Entgiftung über alle Ausscheidungswege voranzutreiben. Es fördert die Funktionen des Verdauungsapparats, die Reinigungsarbeit der Nieren, belebt die Atmung und die Hauttätigkeit und verbessert die gesamte Durchblutung. Man kann des Rumpfreibebad einmal täglich nehmen, jedoch nie nach dem Essen. Wer akut erkrankt ist, muss auf das kühle Bad verzichten.

So wird's gemacht

- Setzen Sie sich in Ihre Badewanne, lehnen Sie sich bequem zurück, und stellen Sie in den unteren Teil der Badewanne einen Hocker oder Stuhl, auf dem Sie die Füße und Unterschenkel hochlegen können, die nicht nass werden sollen. Eventuell die Füße in warme Socken packen.
- Lassen Sie so viel Wasser in die Wanne einlaufen, bis es zum Bauchnabel reicht. Der Oberkörper bleibt trocken. Die Wassertemperatur soll nur zwischen 20 und 28 °C betragen, je kühler, desto besser.
- Reiben Sie mit einem rauen Waschlappen ohne Pause den ganzen Unterleib vom Nabel abwärts ab. Vor allem den Unterbauch kreuz und quer massieren, auch die Schamgegend, die Leistenbeugen und das Kreuzbein, danach wieder den Bauch.
- Machen Sie dieses Reibebad so lange, bis Ihr Körper abgekühlt ist. Das Bad kann bei den ersten Versuchen 5 bis 7 Minuten, nach einer gewissen Gewöhnung 10 bis 15 Minuten dauern.
- Steigen Sie aus der Wanne und trocken Sie sich mit einem festen Frottiertuch gut ab.

Wichtig ist die sofortige Wiedererwärmung nach dem Bad. Dafür eignen sich z. B. ein Sonnenbad, Laufen oder andere Formen der Bewegung, warme Socken und ein dicker Bademantel oder das Trinken von heißem Kräutertee.

Auch ein warmes Wannenbad erhöht die Ausscheidung von Schadstoffen über die Haut. Man erkennt das daran, dass sich an solchen Fastentagen ein Schmutzrand an der Wanne absetzen kann, obwohl man eigentlich sauber ist. Man sollte sich während des Fastens täglich ein Vollbad gönnen, am besten kurz vor dem Zubettgehen.

Ernährungstipps für die Zeit nach der Kur

Bei der Auswahl von Lebensmitteln werden Sie nach einer Mayr-Kur nicht nur ernährungs-, sondern auch wesentlich verdauungsbewusster leben. Anstelle von Fastfood und denaturierten Produkten werden Sie qualitativ hochwertige, frische, möglichst naturbelassene Nahrungsmittel bevorzugen.

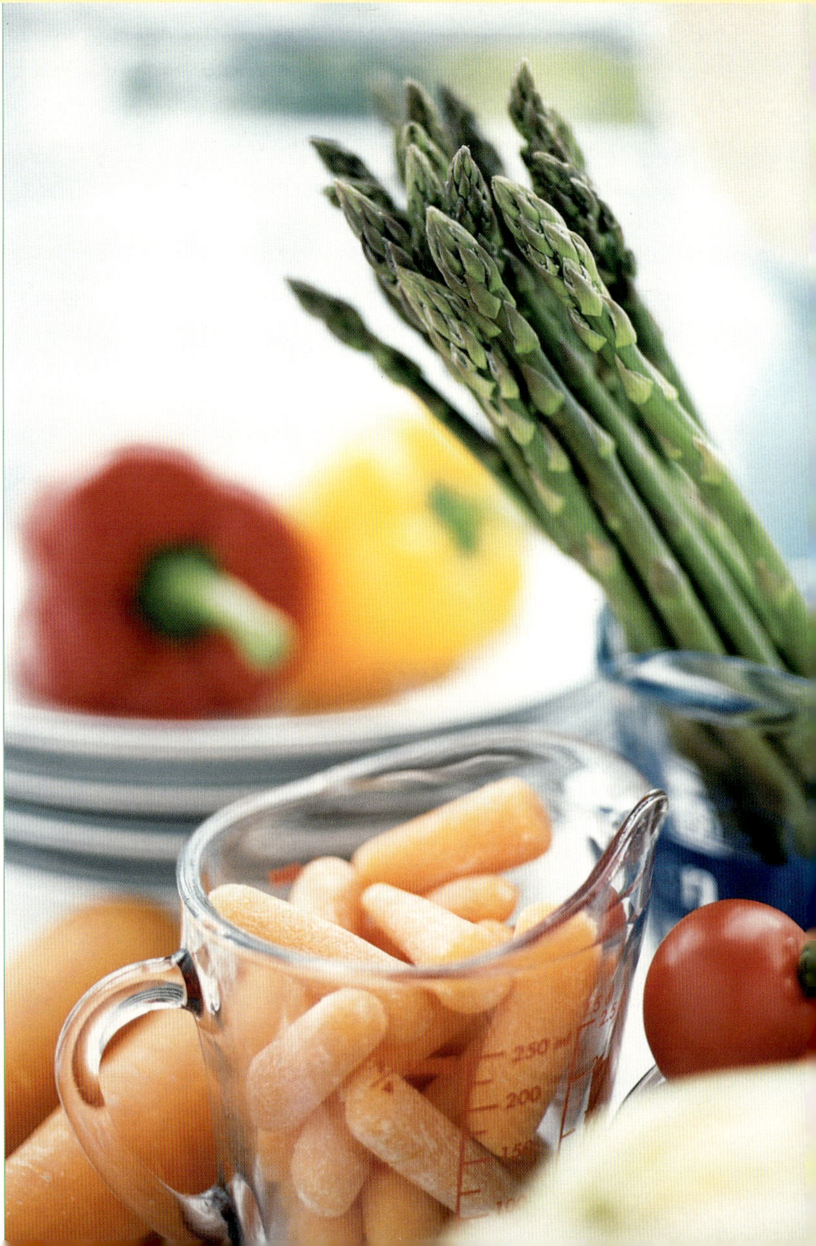

Gesund genießen

Das Ernährungskonzept von F. X. Mayr baute darauf auf, dass uns nach der Kur nicht mehr schmeckt, was uns nicht bekommt. Darunter fallen alles Fette (fettes Fleisch, Würste, Schmalz, Speck, Schlagsahne), schwer verdauliche und stark gewürzte Speisen, Weißmehle und Fabrikzucker (Süßigkeiten), kurz gesagt alles, was zu sehr »veredelt« – raffiniert, kondensiert, ultrahocherhitzt, sterilisiert, pasteurisiert, gefriergetrocknet oder bestrahlt – worden ist.

Sie sollten es mit der gesunden Ernährung aber auch nicht übertreiben und zum verbissenen Ernährungsapostel werden. Wenn Sie Ihren Darm einmal im Jahr durch eine Mayr-Kur entlasten und ansonsten vernünftig essen, verkraften Sie ohne weiteres kleine Sünden.

Zur Darmsanierung wird bei der Mayr-Kur sowie bei der milden Ableitungsdiät ganz auf Rohkost verzichtet. Nach der Kur sind frisches Obst und Gemüse wichtige Bestandteile der Ernährung.

Natürliches bevorzugen

Die Basis der Ernährung bilden pflanzliche Lebensmittel, vor allem Vollkornerzeugnisse, Obst, Gemüse, Kartoffeln und Hülsenfrüchte sowie Milch und Milchprodukte. Verzichten Sie weitgehend auf künstlich behandelte Nahrung: auf Zucker, Weißmehl, Konserviertes, zu stark Gekochtes und auf Fertiggerichte. Tiefgekühltes Gemüse ist Gemüse in Dosen vorzuziehen. Ein eiweißfreier Tag pro Woche beugt der Übersäuerung des Organismus vor. Qualität der Nahrung und des Essens geht von nun an vor großen Mengen, vor Quantität.

Was uns nicht bekommt, das schmeckt uns nicht. Alles Fette, Schwerverdauliche, kurz alles Ungesunde wird nach einer Mayr-Kur meist ganz intuitiv abgelehnt.

Weniger fett

Fett in der Nahrung ist lebensnotwendig, sollte jedoch nicht mehr als 50 Gramm täglich ausmachen. Ersetzen Sie tierische Fette wie Speck, Sahne oder Crème fraîche möglichst oft durch gute Pflanzenöle mit einem hohen Anteil an einfach (Oliven-,

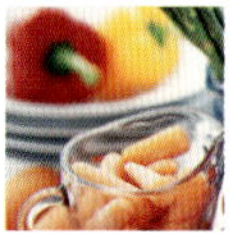

Info

Zu einer richtig gesunden Ernährung zählen täglich frisches Obst, Gemüse, Vollkornprodukte sowie Milch und Honig – und dies alles nicht im Übermaß, sondern in den Mengen, die der Körper wirklich braucht.

Rapsöl) oder mehrfach ungesättigten Fettsäuren (Keim-, Distelöl). Als Brotaufstrich eignen sich Reformhausmargarine und in Maßen Butter. Verzichten Sie auf das Herausbacken in Fett sowie auf das Panieren.

Zucker einsparen

Cola- und Limonadengetränke und süße Fruchtnektare streichen Sie am besten von Ihrer Getränkeliste, weil sie zu viele Kalorien und zu wenig Wertstoffe enthalten.
Süßen Sie statt mit Fabrikzucker mit Zuckerrübensirup, Apfel- oder Birnendicksaft, mit kleinen Mengen Honig (zu viel Honig gärt im Darm!) oder mit honiggesüßtem Sanddornsaft. Honig aber nicht erhitzen, denn dadurch büßt er an Inhaltsstoffen ein.

Raffiniert und gesund würzen

Würzen Sie mit frischen Garten- und Wildkräutern. Sie regen Appetit und Verdauung an, enthalten Vital- und Bitterstoffe sowie ätherische Öle. Zudem benötigen Sie dann weniger Salz. Verwenden Sie zum Salzen Vollmeersalz oder Kräutersalz, die auch Mineralstoffe und Spurenelemente enthalten. Gehen Sie aber mit Salz stets sparsam um.

Die Säure-Basen-Balance

Mit Hilfe von Blut- und Urinuntersuchungen lässt sich ermitteln, ob das notwendige Gleichgewicht zwischen Säuren und Basen im Organismus gewährleistet ist. Haben, was häufig der Fall ist, Säuren die Oberhand gewonnen, spricht man von einer Übersäuerung. Sie gilt als Ursache für viele Befindlichkeitsstörungen und Zivilisationskrankheiten wie Verstimmungen, Kopfschmerzen, Rheumatismus oder Gicht. Sie ist besonders im Bereich des Herzmuskels gefährlich, weil übersäuerte Muskeln sich verhärten und in ihrer Funktion somit beeinträchtigt sind.

Säurebildner sparsam konsumieren

Der Einfluss der Ernährungsweise auf den Säure-Basen-Haushalt ist bei vielen offenkundig. Sie neigen zu Übersäuerungen, weil sie im Übermaß Säure bildende Nahrungs- und Genussmittel konsumieren. Hierzu zählen:

- Alkohol
- Fisch und Meeresfrüchte
- Fleisch
- Hartkäse
- Hülsenfrüchte
- Industriezucker
- Kaffee
- Konservierungsstoffe
- Künstliche Aromen
- Weißmehlprodukte

Zugleich ist bei Übersäuerungen meist ein Mangel an Basen bildenden Lebensmitteln zu verzeichnen, die die Säuren in Schach halten könnten.

Basen bildend sind beispielsweise Kartoffeln, fast alle Gemüsearten, Pilze, Salate, Obst, sofern in Maßen genossen, Milch, Butter, Sahne, Kräuter und Kräutertees. Oft verdanken solche Lebensmittel ihre Säure bindenden Eigenschaften metallischen Mineralstoffen, etwa Kalium, Kalzium oder Magnesium, die im Organismus basisch verstoffwechselt werden und einer Übersäuerung entgegenwirken.

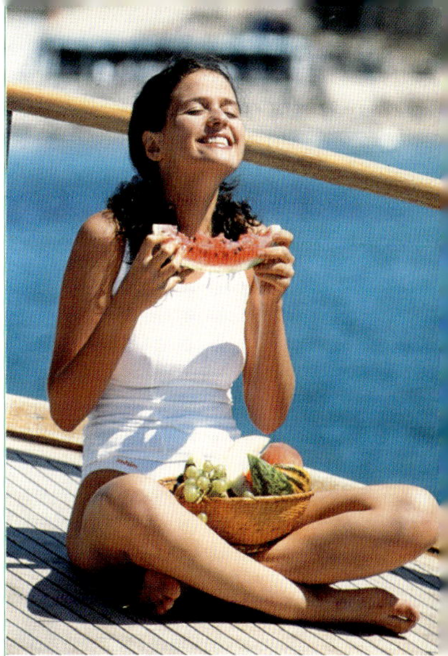

Gesund essen, sich wohl fühlen und dadurch an Ausstrahlung und Lebensfreude gewinnen.

Für basischen Ausgleich sorgen

Während der Mayr-Kur hilft das Basenpulver, Ernährungsdefizite der Vergangenheit auszugleichen. Nach der Kur sollte jedoch basenreichen Lebensmitteln der Vorzug gegeben werden, wie sie etwa schon für die Mini-Mayr-Kur ausgewählt wurden. Dies ist besonders für eine gut funktionierende Verdauung wichtig, da das Darmmilieu immer leicht basisch sein sollte. Wenn trotzdem im Alltag Übersäuerungsprobleme auftreten sollten, kann man auch dann mittels Basenpulver und Mineralstofftabletten gegensteuern. Handelsüblichen Basenpräparaten liegen Teststreifen bei, die Auskunft darüber erteilen, ob die Gefahr einer Übersäuerung besteht.

Bei vielen Menschen lassen sich gesundheitliche Probleme auf einen aus dem Gleichgewicht geratenen Säure-Basen-Haushalt zurückführen.

So schützen Sie Ihre Lebensmittel

Frisch einkaufen – richtig aufbewahren

- Kaufen Sie Früchte, Salat und Gemüse möglichst immer frisch ein. Durch langes Lagern gehen Vitamine verloren.

- Bewahren Sie Brot und Milch in lichtundurchlässigen Behältern auf, denn besonders die Vitamine A, B2 und D werden durch Lichteinwirkung zerstört.

Vitaminschonend vorbereiten

- Lassen Sie Salat oder Gemüse nie längere Zeit im Wasser, denn viele Vitamine sind wasserlöslich. Besser ist kurzes Abspülen unter fließendem Wasser.

- Bei Obst und Gemüse mit Schalen ist Schälen oft nicht notwendig. Gründliches Waschen und anschließendes Abreiben mit einem trockenen Tuch (Äpfel, Birnen) oder Abbürsten unter fließendem Wasser (Möhren, Petersilien-, Schwarzwurzeln) genügt in der Regel. Denn in der Schale oder direkt darunter befinden sich wertvolle Inhaltsstoffe.

- Rohkost sollte sofort nach dem Putzen, Kleinschneiden und Zubereiten gegessen werden. Durch längeren Kontakt mit Sauerstoff verliert sie an Wert. Auch Gemüse sollte erst kurz vor dem Kochen vorbereitet (gewaschen, geschält, zerkleinert) werden. Je kleiner Sie Gemüse schneiden, desto mehr Vitamineinbußen sind zu verzeichnen.

Sanfte Garmethoden erhalten Biostoffe

- Dünsten Sie Kartoffeln und Gemüse in möglichst wenig Wasser. Nach der Kochzeit soll gar kein oder nur noch wenig Wasser im Topf sein. Die Garflüssigkeit ist reich an Vitaminen. Schütten Sie sie nicht weg, sondern verwenden Sie sie für die Sauce oder eine Suppe. Garen Sie bei möglichst geringer Temperatur, und geben Sie einen fest schließenden Deckel auf den Topf. Sehr schonend kochen Sie mit dem Schnellkochtopf oder dem Wok.

- Dünsten Sie Gemüse immer nur einige Minuten, so dass das Gemüse noch Biss hat. Je länger die Kochzeit, desto mehr Vitamine gehen verloren.

- Bereiten Sie immer nur so viel zu, wie für die jeweilige Mahlzeit benötigt wird. Wenn Aufwärmen einmal unumgänglich ist, dann lassen Sie die Speisen rasch abkühlen und erhitzen sie bei Bedarf noch einmal ganz kurz. Nie stundenlang auf dem Herd warm halten.

- Geben Sie Salz erst ins Kochwasser, wenn die Gerichte schon gar sind. Bei Gemüse und Kartoffeln geben Sie Butter erst zu, wenn Sie den Topf vom Herd genommen haben.

Über die Autoren

Margot Hellmiß beschäftigt sich seit vielen Jahren mit Naturheilmethoden, alternativen Therapieverfahren, Naturkosmetik, gesunder Ernährung und Diät. Sie ist Autorin vieler erfolgreicher Ratgeber im Bereich Gesundheit.

Falk Scheithauer arbeitet als Autor und Journalist in den Bereichen Mensch, Natur und Gesundheit. Sein besonderes Interesse gilt den ganzheitlichen Heilverfahren und Körpertherapien.

Literatur

Buchinger, Otto: Das Heilfasten, Hippokrates-Verlag, Stuttgart 1970

Hellmiß, Margot: Saftfasten. Ludwig Verlag. 2. Auflage. München 2001

Hellmiß, Margot/Kriegisch, Norbert: Schlank und fit durch gesundes Fasten. Südwest Verlag. 4. Auflage. München 1999

Hellmiß, Margot/Scheithauer, Falk: Fit in der Sauna. Südwest Verlag. München 2001

Mayr, Franz Xaver: Fundamente zur Diagnostik der Verdauungskrankheiten. Wien 1921

Mayr, Franz Xaver: Schönheit und Verdauung. Verlag Neues Leben. Bad Goisern, Oberösterreich 1968

Rauch, Erich: Blut- und Säftereinigung. Karl F. Haug Verlag. Heidelberg 1965

Treutwein, Norbert: Übersäuerung. Südwest Verlag. 7. Auflage. München 2001

Hinweis

Das vorliegende Buch ist sorgfältig erarbeitet worden. Dennoch erfolgen alle Angaben ohne Gewähr. Weder Autoren noch Verlag können für eventuelle Nachteile oder Schäden, die aus den im Buch gemachten praktischen Hinweisen resultieren, eine Haftung übernehmen.

Bildnachweis

Barbara Bonisolli, München: Titel re., 40; Gettyone Stone, München: 6 (James Darell), 44 (Roger Charity), 52 (Peter Nicholson), 93 (Ralf Schultheiss); Ifa, Taufkirchen bei München: 90 (IPS); Photonica, Hamburg: 75, 79 li., 79 m. (Neo Vision); Südwest Verlag, München: 4, 54 (Peter von Felbert); Zefa, Düsseldorf: Titel li. (Picture Book), 12, 84 (Miles), 19 li., 46 li., 80 (Peisl), 19 m. (Nowottny), 19 re. (Auslöser), 26 (A.B.), 46 m., 46 re. (Dennis Cooper), 57 (Nikos), 79 re. (Flamisch), 88 (Möllenberg)

Impressum

Der Südwest Verlag ist ein Unternehmen der Econ Ullstein List Verlag GmbH & Co. KG, München.

Redaktion: Dr. Marion Onodi
Projektleitung: Kathrin Henze
Redaktionsleitung und medizinische Fachberatung: Dr. med. Christiane Lentz
Bildredaktion: Tanja Nerger
Produktion: Manfred Metzger (Leitung); Annette Aatz, Monika Köhler
Illustrationen: Veronika Moga, München
Umschlagkonzept: Lohmüller Werbeagentur, Berlin
Umschlag: Till Eiden
Layout: Lohmüller Werbeagentur, Berlin
Satz: Mihriye Yücel
Druck: Peschke-Druck, München
Bindung: R. Oldenbourg, München

Printed in Germany
Gedruckt auf chlor- und säurearmem Papier

ISBN 3-517-06445-9